Heißluftfritteuse Rezeptbuch

Genießen Sie gesund und ohne Aufwand, während Sie die Vielfalt schneller Küche ganz ohne Fett entfesseln

Elisa Cooper

© Copyright 2024 Elisa Cooper - Alle Rechte vorbehalten.

Dieses Dokument ist darauf ausgerichtet, genaue und zuverlässige Informationen zum behandelten Thema und zur behandelten Frage zu liefern.

- Die Reproduktion, Vervielfältigung oder Weitergabe dieses Dokuments in elektronischer oder gedruckter Form ist in keiner Weise zulässig. Alle Rechte vorbehalten.
Die hier zur Verfügung gestellten Informationen sind wahrheitsgemäß und konsistent, so dass jede Haftung, im Sinne von Unachtsamkeit oder anderweitig, durch die Nutzung oder den Missbrauch von Richtlinien, Prozessen oder Anweisungen, die in diesem Dokument enthalten sind, in der alleinigen und vollständigen Verantwortung des Empfängers und Lesers liegt. Unter keinen Umständen kann der Herausgeber für Wiedergutmachung, Schäden oder finanzielle Verluste, die direkt oder indirekt auf die hierin enthaltenen Informationen zurückzuführen sind, haftbar oder verantwortlich gemacht werden.
Alle Urheberrechte, die nicht im Besitz des Herausgebers sind, liegen bei den jeweiligen Autoren.
Die hierin enthaltenen Informationen werden ausschließlich zu Informationszwecken angeboten und sind als solche allgemein gültig. Die Präsentation der Informationen erfolgt ohne Vertrag oder irgendeine Art von Garantiezusage.
Die verwendeten Warenzeichen werden ohne Zustimmung verwendet, und die Veröffentlichung des Warenzeichens erfolgt ohne Erlaubnis oder Rückendeckung des Warenzeichens-Inhabers. Alle Warenzeichen und Marken in diesem Buch dienen nur der Verdeutlichung und gehören den Eigentümern selbst, die nicht mit diesem Dokument verbunden sind.

Inhaltsverzeichnis

EINFÜHRUNG 5

KAPITEL 1: VORBEREITUNG ZUM KOCHEN 6

AUSWAHL DER IDEALEN ZUTATEN FÜR HEIßLUFTFRITTEUSEN 6
ESSENTIELLES ZUBEHÖR FÜR HEIßLUFTFRITTEUSEN 8

KAPITEL 2: KÖSTLICHES FRÜHSTÜCK 10

SCHNELLE FRÜHSTÜCKSREZEPTE 10
1. Avocado-Ei-Muffins 10
2. Gefüllte Paprika mit Ei 11
3. Bananen-Haferflocken-Muffins 11
4. Zucchini-Frühstückspuffer 12
5. Mini-Frühstücks-Burritos 13
6. Haferflocken-Energie-Bällchen 13
7. Tomaten-Mozzarella-Ei-Schiffchen 14
8. Spinat-Feta-Ei-Muffins 15
9. Apfel-Zimt-Chips 15
10. Frühstücks-Quinoa-Kuchen 16

ENERGIEGELADENE IDEEN FÜR DEN START IN DEN TAG 17
11. Gebackene Avocado mit Ei und Speck 17
12. Frühstücks-Quiche mit Pilzen und Spinat 18
13. Frühstücks-Tacos mit Rührei und Gemüse 18
14. Gebackene Haferflocken mit Beeren 19
15. Gefüllte Süßkartoffel mit Avocado und Ei 20
16. Frühstücks-Pizza mit Gemüse 20
17. Frühstücks-Burrito-Schalen 21
18. Gebackene Birnen mit Walnüssen und Honig 21
19. Frühstücks-Wraps mit Räucherlachs und Spinat 22
20. Mandel Bananen-Toast 22

KAPITEL 3: LEICHTE UND SCHMACKHAFTE MITTAGESSEN 24

EINFACHE UND SCHNELLE HAUPTGERICHTE 24
21. Zitronen-Knoblauch-Hähnchen 24
22. Gebackener Lachs mit Dill und Zitrone 25
23. Gefüllte Paprika mit Quinoa und Gemüse 26
24. Tofu-Gemüse-Spieße 26
25. Blumenkohl-Nuggets 27
26. Gebratene Garnelen mit Knoblauch und Zitrone 27
27. Kichererbsen-Patties 28
28. Zucchini-Pommes 29
29. Gebackene Auberginenröllchen 29

30. Tomaten-Basilikum-Hähnchenspieße ... 30

GESUND UND ZUFRIEDENSTELLEND ... 31
31. Linsen-Gemüse-Patties ... 31
32. Gefüllte Zucchini mit Quinoa und Feta ... 32
33. Brokkoli-Mandel-Bällchen ... 32
34. Gebackene Tofu-Würfel mit Sesam ... 33
35. Blumenkohl-Reis-Bowl ... 34
36. Süßkartoffel-Wedges ... 34
37. Hähnchen-Gemüse-Wraps ... 35
38. Gebackene Falafel ... 35
39. Zitronen-Knoblauch-Garnelen ... 36

KAPITEL 4: FEINE ABENDESSEN ... 37

REZEPTE FÜR HAUPTGERICHTE ... 37
40. Zitronen-Hähnchen mit Spargel ... 37
41. Gebackener Kabeljau mit Kräuterkruste ... 38
42. Rindfleisch-Gemüse-Spieße ... 38
43. Gefüllte Champignons ... 39
44. Zucchini-Lasagne ... 40
45. Lachs mit Avocado-Salsa ... 41
46. Gefüllte Paprikaschoten ... 42
47. Hähnchen-Cordon-Bleu ... 42
48. Gebackene Garnelen mit Knoblauch und Chili ... 43

KREATIVE UND INTERNATIONALE KOMBINATIONEN ... 44
49. Tandoori-Hähnchen mit Joghurt-Dip ... 44
50. Mediterrane Gemüsepfanne mit Feta ... 45
51. Thai-Garnelen mit Limetten-Koriander-Sauce ... 46
52. Marokkanische Lamm-Koftas mit Minz-Joghurt-Sauce ... 47
53. Teriyaki-Lachs mit Sesam und Frühlingszwiebeln ... 48
54. Spanische Tortilla mit Chorizo und Paprika ... 48
55. Gebackene Auberginen mit Tomaten und Mozzarella ... 49
56. Zitronen-Hähnchen mit Spargel und Quinoa ... 50
57. Gebackene Polenta mit Pilzen und Spinat ... 51
58. Indisches Butter-Chicken mit Blumenkohlreis ... 52

KAPITEL 5: UNWIDERSTEHLICHE DESSERT ... 53

SCHNELLE UND FETTARME SÜSSPEISEN ... 53
59. Gebackene Apfelringe mit Zimt ... 53
60. Bananen-Schoko-Bites ... 54
61. Gebackene Birnen mit Walnüssen und Ahornsirup ... 54
62. Quarkbällchen mit Vanille ... 55
63. Erdbeer-Rhabarber-Crumble ... 55
64. Ananas-Kokos-Bällchen ... 56
65. Schokoladen-Zucchini-Muffins ... 57
66. Blaubeer-Hafer-Riegel ... 57
67. Gebackene Pfirsiche mit Honig und Joghurt ... 58

Kreative Rezepte für den Abschluss der Mahlzeit

- 68. Luftige Zitronen-Ricotta-Küchlein 59
- 69. Gefüllte Zimtäpfel mit Nüssen und Rosinen 60
- 70. Schoko-Bananen-Frühlingsrollen 60
- 71. Gebackene Vanillebirnen mit Mandeln und Ahornsirup 61
- 72. Blaubeer-Käsekuchen-Törtchen 62
- 73. Luftige Himbeer-Soufflés 62
- 74. Gebackene Pfirsich-Honig-Crumble 63
- 75. Apfel-Zimt-Kekse 64
- 76. Mandel-Vanille-Kekse 65
- 77. Schoko-Haselnuss-Kekse 66
- 78. Zitronen-Mohn-Muffins 67
- 79. Dattel-Walnuss-Energiebalken 67
- 80. Kokos-Mandel-Makronen 68
- 81. Erdnussbutter-Schoko-Kekse 69
- 82. Cranberry-Pistazien-Kekse 70

KAPITEL 6: SNACKS UND HÄPPCHEN 71

Schnelle Snacks für jede Gelegenheit 71

- 83. Gebackene Süßkartoffel-Chips 71
- 84. Knusprige Kichererbsen 72
- 85. Parmesan-Kräcker 72
- 86. Gebackene Falafel-Bällchen 73
- 87. Gemüse-Sticks mit Joghurtdip 74
- 88. Auberginen-Chips 74
- 89. Brokkoli-Tater Tots 75

Gesunde Optionen für die Freizeit 76

- 90. Blumenkohl-Büffel-Flügel 76
- 91. Gebackene Avocado-Pommes 77
- 92. Karotten-Fries mit Joghurt-Dip 77
- 93. Süßkartoffel-Käse-Häppchen 78
- 94. Quinoa-Zucchini-Bällchen 79
- 95. Paprika-Hummus-Bällchen 80
- 96. Kohlrabi-Pommes 81
- 97. Spinat-Feta-Taschen 81
- 98. Rote-Bete-Chips 82
- 99. Gefüllte Paprika-Hälften 83
- 100. Kürbis-Falafel-Bällchen 84
- 101. Rote-Linsen-Chips 85
- 102. Tomaten-Basilikum-Bruschetta 85
- 103. Spinat-Käse-Taschen 86
- 104. Knusprige Kichererbsen-Bällchen mit Kräutern 87
- 105. Gefüllte Mini-Paprikas 88

HOLEN SIE SICH IHRE INKLUSIVEN BONUS 89

Einführung

Willkommen zu einer neuen kulinarischen Reise, bei der Ihre Heißluftfritteuse zum Schlüssel für frische, knackige und gesunde Mahlzeiten wird. In diesem Buch werden Sie eine Welt voller kulinarischer Möglichkeiten entdecken, die Ihre Heißluftfritteuse weit über das bloße Frittieren hinaus eröffnet.

Stellen Sie sich vor, Sie könnten Ihre Lieblingsgerichte in einem Bruchteil der Zeit zubereiten, ohne dabei auf Geschmack oder Gesundheit zu verzichten. Genau das wird Ihnen dieses Rezeptbuch ermöglichen. Von einem energiegeladenen Frühstück, das Sie perfekt in den Tag starten lässt, über leichte und schmackhafte Mittagessen, bis hin zu raffinierten Abendessen und unwiderstehlichen Desserts – jede Mahlzeit wird zu einem Fest der Aromen und Texturen.

Unsere Reise beginnt mit den Grundlagen: wie man die besten Zutaten auswählt und welches Zubehör wirklich notwendig ist, um das Beste aus Ihrer Heißluftfritteuse herauszuholen. Doch das ist nur der Anfang. Lassen Sie sich inspirieren von schnellen Frühstücksideen, die nicht nur sättigen, sondern auch Energie für den ganzen Tag liefern. Entdecken Sie leichte, aber dennoch befriedigende Mittagessen, die in kürzester Zeit auf den Tisch kommen und genießen Sie kreative und internationale Hauptgerichte, die selbst Feinschmecker beeindrucken.

Und was wäre ein gutes Essen ohne den süßen Abschluss? Unsere Desserts sind nicht nur schnell und einfach zuzubereiten, sondern auch eine wahre Gaumenfreude – ganz ohne schlechtes Gewissen. Schließlich runden knackige Snacks und Häppchen, die sich perfekt für jede Gelegenheit eignen, unser Angebot ab.

Dieses Buch ist nicht nur ein Rezeptbuch, sondern eine Einladung, die Welt der Heißluftfritteusen in vollen Zügen zu genießen. Bereit, das Geheimnis schneller Gourmet-Mahlzeiten zu entdecken? Lassen Sie sich überraschen und freuen Sie sich auf köstliche und gesunde kulinarische Erlebnisse!

Kapitel 1: Vorbereitung zum Kochen

Auswahl der idealen Zutaten für Heißluftfritteusen

Die Wahl der richtigen Zutaten ist der erste und vielleicht wichtigste Schritt, um das volle Potenzial Ihrer Heißluftfritteuse auszuschöpfen. Diese innovative Kochmethode ermöglicht es, Speisen mit wenig oder gar keinem Öl zuzubereiten, was nicht nur gesünder ist, sondern auch den natürlichen Geschmack der Lebensmittel hervorhebt. Die Auswahl der Zutaten sollte daher sorgfältig und bewusst erfolgen.

Beginnen wir mit dem Gemüse. Frisches, saisonales Gemüse ist ideal für das Garen mit heißer Luft. Es behält seine knackige Textur und intensiven Geschmack bei, wenn es in diesem Gerät zubereitet wird. Wählen Sie Gemüse wie Brokkoli, Paprika, Zucchini oder Karotten. Diese Gemüsesorten werden durch die heiße Luft gleichmäßig gegart, was sie außen knusprig und innen zart macht. Ein kleiner Tipp: Marinieren Sie das Gemüse vorher leicht in einer Mischung aus Olivenöl, Kräutern und Gewürzen. So erhalten Sie zusätzliche Aromen, ohne den gesundheitlichen Nutzen zu verlieren.

Ein weiteres hervorragendes Beispiel sind Kartoffeln. Sie eignen sich perfekt für die Zubereitung in der Heißluftfritteuse, sei es als Pommes frites, Kartoffelspalten oder sogar als ganze, gefüllte Kartoffeln. Wichtig ist, dass die Kartoffeln in gleichmäßige Stücke geschnitten werden, damit sie gleichmäßig garen. Eine leichte Schicht aus Olivenöl und eine Prise Salz reichen oft schon aus, um ein knuspriges und schmackhaftes Ergebnis zu erzielen.

Auch Proteine kommen in diesem Gerät hervorragend zur Geltung. Hähnchenbrust, Lachsfilets und sogar Tofu können hier zubereitet werden, um eine gesunde und proteinreiche Mahlzeit zu bieten. Achten Sie darauf, das Fleisch oder den Fisch gleichmäßig zu würzen und eventuell mit einer leichten Panade zu versehen, um eine knusprige Textur zu erzielen. Bei Tofu empfiehlt es sich, diesen vorher zu pressen, um überschüssige Flüssigkeit zu entfernen, und ihn dann in einer würzigen Marinade zu ziehen.

Ein oft unterschätztes Element sind die Gewürze und Kräuter. Diese kleinen Geschmacksträger können den Unterschied zwischen einer durchschnittlichen und einer außergewöhnlichen Mahlzeit ausmachen. Frische Kräuter wie Rosmarin, Thymian und Basilikum verleihen Ihren Gerichten einen aromatischen Kick. Gewürze wie Paprika, Kreuzkümmel und Kurkuma bringen Tiefe und Wärme in die Aromen. Experimentieren Sie ruhig mit verschiedenen Kombinationen, um Ihre persönlichen Favoriten zu finden.

Für Backwaren und Desserts bietet die Heißluftfritteuse ebenfalls kreative Möglichkeiten. Frischer Teig für Brötchen oder süße Gebäckstücke kann in kleinen Portionen schnell und einfach gebacken werden. Auch Obst, wie zum Beispiel Apfelspalten oder Ananasstücke, wird durch die heiße Luft karamellisiert und erhält dadurch eine süße, leicht knusprige Note, die als gesunder Snack oder Dessert dienen kann.

Zu guter Letzt sollten Sie bei der Auswahl der Zutaten auf die Qualität achten. Bio-Produkte und frische, unverarbeitete Lebensmittel sind stets die beste Wahl. Sie enthalten weniger Zusatzstoffe und Konservierungsmittel, was nicht nur der Gesundheit, sondern auch dem Geschmack zugutekommt. Saisonale und regionale Produkte sind oft frischer und unterstützen zudem lokale Bauern und Produzenten.

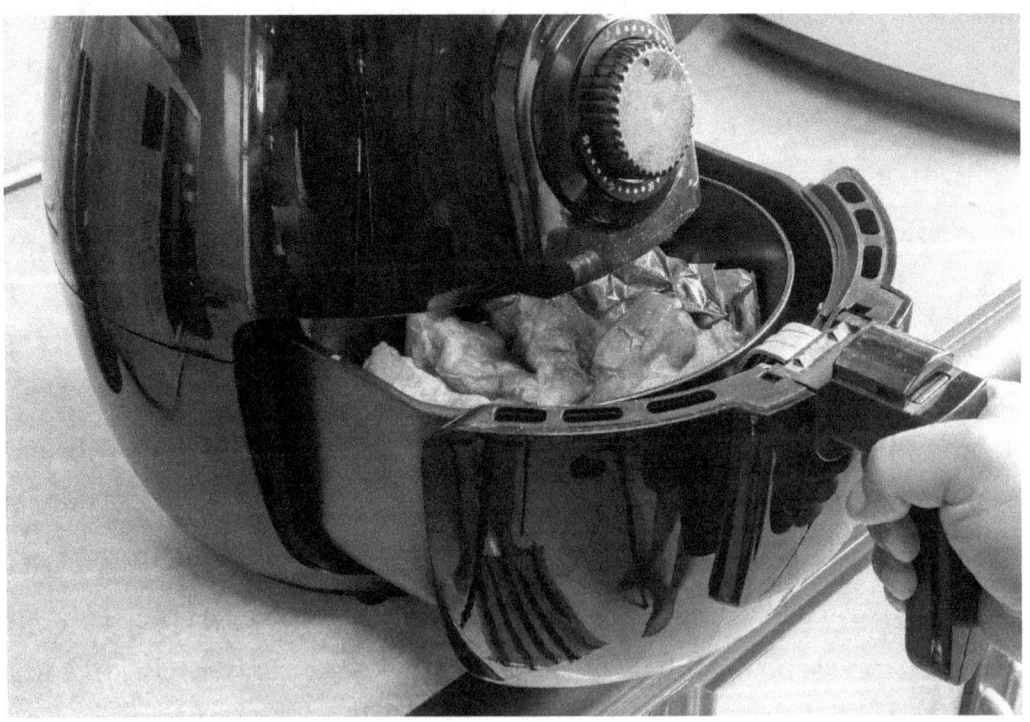

Essentielles Zubehör für Heißluftfritteusen

Um das volle Potenzial Ihrer Heißluftfritteuse auszuschöpfen, ist es nicht nur wichtig, die richtigen Zutaten zu wählen, sondern auch das passende Zubehör zur Hand zu haben. Diese Utensilien erleichtern Ihnen das Kochen und helfen dabei, die Vielseitigkeit des Geräts voll auszunutzen.

Ein unverzichtbares Zubehörteil ist der Garkorb. Der Korb ermöglicht es, Lebensmittel gleichmäßig zu garen, indem er die heiße Luft optimal zirkulieren lässt. Dadurch werden Speisen knusprig und gleichmäßig gegart, ohne dass sie ständig gewendet werden müssen. Garkörbe gibt es in verschiedenen Größen und Formen, je nach Modell Ihrer Heißluftfritteuse. Ein passender Korb sorgt dafür, dass selbst kleinere Zutaten wie Gemüsewürfel oder Garnelen nicht durchfallen.

Ein weiteres nützliches Utensil sind Backformen und -bleche, die speziell für die Verwendung in Heißluftfritteusen entwickelt wurden. Diese Formen sind hitzebeständig und passen perfekt in den Garraum. Sie eignen sich hervorragend für die Zubereitung von Kuchen, Aufläufen oder sogar kleinen Brotlaiben. Durch die Verwendung solcher Formen können Sie die Einsatzmöglichkeiten Ihrer Heißluftfritteuse erheblich erweitern und vielseitige Gerichte zaubern.

Silikonmatten und -formen sind ebenfalls sehr hilfreich. Silikon ist ein hervorragender Wärmeleiter und sorgt dafür, dass Ihre Speisen gleichmäßig gegart werden. Zudem sind Silikonmatten und -formen leicht zu reinigen und verhindern, dass Lebensmittel anhaften. Sie sind ideal für die Zubereitung von Gebäck, Muffins oder auch als Unterlage für fettärmere Zubereitungen, bei denen nur wenig oder kein Öl verwendet wird.

Ein weiteres praktisches Zubehör sind Grillspieße. Diese eignen sich perfekt für die Zubereitung von Schaschlik, Gemüsespießen oder auch Obstspießen. Durch die Verwendung von Grillspießen können Sie Ihre Speisen in der Heißluftfritteuse gleichmäßig garen und erhalten dabei eine köstliche, leicht rauchige Note. Außerdem ermöglichen Spieße eine einfache Handhabung und Präsentation der Gerichte.

Ein oft unterschätztes Zubehörteil ist die Trennwand. Mit einer Trennwand können Sie den Garraum in verschiedene Bereiche unterteilen und somit mehrere Zutaten gleichzeitig, aber separat garen. Dies ist besonders nützlich, wenn Sie unterschiedliche Garzeiten oder -temperaturen für verschiedene Lebensmittel benötigen. So können Sie zum Beispiel gleichzeitig Gemüse und Fleisch zubereiten, ohne dass die Aromen sich vermischen.

Nicht zuletzt sollten Sie auch an hitzebeständige Zangen und Wender denken. Diese Werkzeuge erleichtern das Handling der heißen Speisen und sorgen dafür, dass Sie sich nicht verbrennen. Achten Sie darauf, dass diese Utensilien aus Materialien wie Silikon oder Edelstahl bestehen, die den hohen Temperaturen standhalten und keine Kratzer auf den Oberflächen der Heißluftfritteuse hinterlassen.

Abschließend ist die Anschaffung eines guten Kochbuchs oder einer Rezept-App für Heißluftfritteusen sehr empfehlenswert. Diese Ressourcen bieten Ihnen eine Fülle von Ideen und Anleitungen, wie Sie das Beste aus Ihrem Gerät herausholen können. Sie enthalten oft nützliche Tipps und Tricks sowie spezielle Rezepte, die auf die besonderen Eigenschaften der Heißluftfritteuse abgestimmt sind.

Indem Sie das richtige Zubehör verwenden, können Sie die Einsatzmöglichkeiten Ihrer Heißluftfritteuse erheblich erweitern und die Zubereitung Ihrer Mahlzeiten noch effizienter und angenehmer gestalten. Investieren Sie in hochwertige Utensilien, um Ihre Kocherlebnisse zu bereichern und immer wieder neue kulinarische Kreationen zu entdecken.

Kapitel 2: Köstliches Frühstück

Schnelle Frühstücksrezepte

1. Avocado-Ei-Muffins

Zubereitungszeit: 10 Minuten | **Kochzeit:** 12 Minuten | **Portionen:** 2
Schwierigkeiten: Einfach

Zutaten:

- 1 reife Avocado
- 4 Eier
- 50g geriebener Käse (z.B. Cheddar)
- Salz und Pfeffer nach Geschmack
- Frische Kräuter (z.B. Petersilie) zum Garnieren

Zubereitung:

1. Die Avocado halbieren, den Kern entfernen und das Fruchtfleisch in einer Schüssel zerdrücken.
2. Zwei Muffinförmchen leicht einfetten.
3. Die Avocado auf die Förmchen verteilen.
4. Jeweils zwei Eier auf die Avocado in die Förmchen schlagen.
5. Den geriebenen Käse darüber streuen.
6. Die Förmchen in die Heißluftfritteuse stellen und bei 180°C für 12 Minuten backen.
7. Mit Salz, Pfeffer und frischen Kräutern garnieren.

Nährwerte (pro Portion): Kalorien: 350 | Fett: 28g | Kohlenhydrate: 6g | Protein: 20g | Zucker: 1g | Natrium: 300mg

2. Gefüllte Paprika mit Ei

Zubereitungszeit: 5 Minuten | **Kochzeit:** 15 Minuten | **Portionen:** 2

Schwierigkeiten: Mittel

Zutaten:

- 2 große Paprika (rot oder gelb)
- 4 Eier
- 50g Feta-Käse
- Salz und Pfeffer nach Geschmack
- Frische Kräuter (z.B. Schnittlauch) zum Garnieren

Zubereitung:

1. Die Paprika längs halbieren und die Kerne entfernen.
2. Die Paprikahälften in die Heißluftfritteuse legen.
3. Jeweils zwei Eier in jede Paprikahälfte schlagen.
4. Den Feta-Käse darüber bröseln.
5. Bei 180°C für 15 Minuten backen, bis die Eier fest sind.
6. Mit Salz, Pfeffer und frischen Kräutern bestreuen.

Nährwerte (pro Portion): Kalorien: 280 | Fett: 18g | Kohlenhydrate: 12g | Protein: 18g | Zucker: 6g | Natrium: 400mg

3. Bananen-Haferflocken-Muffins

Zubereitungszeit: 10 Minuten | **Kochzeit:** 15 Minuten | **Portionen:** 2

Schwierigkeiten: Einfach

Zutaten:

- 1 reife Banane
- 100g Haferflocken
- 2 Eier
- 1 TL Backpulver
- 1 TL Zimt
- 1 TL Vanilleextrakt

Zubereitung:

1. Die Banane in einer Schüssel zerdrücken.
2. Haferflocken, Eier, Backpulver, Zimt und Vanilleextrakt hinzufügen und gut vermischen.
3. Zwei Muffinförmchen leicht einfetten und den Teig gleichmäßig verteilen.
4. Die Förmchen in die Heißluftfritteuse stellen und bei 180°C für 15 Minuten backen.
5. Abkühlen lassen und servieren.

Nährwerte (pro Portion): Kalorien: 250 | Fett: 8g | Kohlenhydrate: 36g | Protein: 8g | Zucker: 6g | Natrium: 150mg

4. Zucchini-Frühstückspuffer

Zubereitungszeit: 15 Minuten | **Kochzeit:** 10 Minuten | **Portionen:** 2
Schwierigkeiten: Mittel
Zutaten:

- 1 große Zucchini, gerieben
- 1 Ei
- 50g Hafermehl
- 1 TL Knoblauchpulver
- Salz und Pfeffer nach Geschmack
- 2 EL Olivenöl

Zubereitung:

1. Die geriebene Zucchini in ein sauberes Küchentuch geben und überschüssige Flüssigkeit auspressen.
2. In einer Schüssel die Zucchini mit Ei, Hafermehl, Knoblauchpulver, Salz und Pfeffer vermengen.
3. Kleine Puffer aus der Mischung formen und leicht mit Olivenöl bestreichen.
4. Die Puffer in die Heißluftfritteuse legen und bei 200°C für 10 Minuten backen, dabei nach der Hälfte der Zeit wenden.
5. Heiß servieren.

Nährwerte (pro Portion): Kalorien: 180 | Fett: 10g | Kohlenhydrate: 16g | Protein: 6g | Zucker: 3g | Natrium: 220mg

5. Mini-Frühstücks-Burritos

Zubereitungszeit: 10 Minuten | **Kochzeit:** 8 Minuten | **Portionen:** 2

Schwierigkeiten: Einfach

Zutaten:

- 2 kleine Tortillas
- 2 Eier
- 50g schwarze Bohnen, abgetropft
- 50g geriebener Käse (z.B. Cheddar)
- 1 kleine Tomate, gewürfelt
- Salz und Pfeffer nach Geschmack
- Salsa zum Servieren

Zubereitung:

1. Die Eier in einer Schüssel verquirlen und in einer Pfanne leicht rühren, bis sie fast durchgegart sind.
2. Die Tortillas mit den Eiern, schwarzen Bohnen, Käse und gewürfelter Tomate füllen.
3. Die Tortillas aufrollen und in die Heißluftfritteuse legen.
4. Bei 180°C für 8 Minuten backen, bis die Tortillas knusprig und der Käse geschmolzen ist.
5. Mit Salsa servieren.

Nährwerte (pro Portion): Kalorien: 300 | Fett: 15g | Kohlenhydrate: 28g | Protein: 14g | Zucker: 2g | Natrium: 400mg

6. Haferflocken-Energie-Bällchen

Zubereitungszeit: 10 Minuten | **Kochzeit:** 5 Minuten | **Portionen:** 2

Schwierigkeiten: Einfach

Zutaten:

- 100g Haferflocken
- 50g Mandelbutter
- 2 EL Honig
- 1 TL Zimt
- 1 TL Vanilleextrakt
- 30g gehackte Nüsse (z.B. Walnüsse)

Zubereitung:

1. Alle Zutaten in einer Schüssel gut vermischen.
2. Kleine Bällchen aus der Mischung formen.
3. Die Bällchen in die Heißluftfritteuse legen und bei 180°C für 5 Minuten backen.
4. Abkühlen lassen und genießen.

Nährwerte (pro Portion): Kalorien: 250 | Fett: 14g | Kohlenhydrate: 26g | Protein: 6g | Zucker: 10g | Natrium: 50mg

7. Tomaten-Mozzarella-Ei-Schiffchen

Zubereitungszeit: 10 Minuten | **Kochzeit:** 15 Minuten | **Portionen:** 2
Schwierigkeiten: Mittel

Zutaten:

- 2 große Tomaten
- 2 Eier
- 50g Mozzarella, gewürfelt
- Salz und Pfeffer nach Geschmack
- Frische Basilikumblätter zum Garnieren

Zubereitung:

1. Die Tomaten halbieren und das Fruchtfleisch vorsichtig aushöhlen.
2. Die Tomatenhälften in die Heißluftfritteuse legen.
3. Jeweils ein Ei in jede Tomatenhälfte schlagen.
4. Den Mozzarella darüber verteilen.
5. Bei 180°C für 15 Minuten backen, bis die Eier fest und der Käse geschmolzen ist.
6. Mit Salz, Pfeffer und frischen Basilikumblättern garnieren.

Nährwerte (pro Portion): Kalorien: 220 | Fett: 14g | Kohlenhydrate: 6g | Protein: 16g | Zucker: 4g | Natrium: 300mg

8. Spinat-Feta-Ei-Muffins

Zubereitungszeit: 10 Minuten | **Kochzeit:** 12 Minuten | **Portionen:** 2

Schwierigkeiten: Einfach

Zutaten:

- 50g frischer Spinat, grob gehackt
- 4 Eier
- 50g Feta-Käse
- Salz und Pfeffer nach Geschmack
- 1 TL Olivenöl

Zubereitung:

1. Den gehackten Spinat mit Olivenöl in einer Pfanne kurz anbraten, bis er zusammenfällt.
2. Zwei Muffinförmchen leicht einfetten.
3. Den Spinat gleichmäßig auf die Förmchen verteilen.
4. Jeweils zwei Eier auf den Spinat in die Förmchen schlagen.
5. Den Feta-Käse darüber bröseln.
6. Die Förmchen in die Heißluftfritteuse stellen und bei 180°C für 12 Minuten backen.
7. Mit Salz und Pfeffer abschmecken.

Nährwerte (pro Portion): Kalorien: 270 | Fett: 20g | Kohlenhydrate: 4g | Protein: 18g | Zucker: 1g | Natrium: 400mg

9. Apfel-Zimt-Chips

Zubereitungszeit: 5 Minuten | **Kochzeit:** 15 Minuten | **Portionen:** 2

Schwierigkeiten: Einfach

Zutaten:

- 2 Äpfel, dünn geschnitten
- 1 TL Zimt
- 1 EL Kokosöl, geschmolzen

Zubereitung:

1. Die Apfelscheiben mit Kokosöl bestreichen.
2. Mit Zimt bestäuben.

3. Die Apfelscheiben in die Heißluftfritteuse legen und bei 160°C für 15 Minuten backen, dabei gelegentlich wenden.
4. Abkühlen lassen und genießen.

Nährwerte (pro Portion): Kalorien: 100 | Fett: 5g | Kohlenhydrate: 15g | Protein: 0g | Zucker: 10g | Natrium: 0mg

10. Frühstücks-Quinoa-Kuchen

Zubereitungszeit: 15 Minuten | **Kochzeit:** 20 Minuten | **Portionen:** 2
Schwierigkeiten: Mittel
Zutaten:

- 100g gekochte Quinoa
- 2 Eier
- 50g geriebener Parmesan
- 1 kleine Zwiebel, fein gehackt
- 1 kleine Karotte, gerieben
- Salz und Pfeffer nach Geschmack
- 1 TL Olivenöl

Zubereitung:

1. Quinoa, Eier, Parmesan, Zwiebel, Karotte, Salz und Pfeffer in einer Schüssel gut vermischen.
2. Zwei kleine Auflaufformen leicht einfetten und die Mischung gleichmäßig verteilen.
3. Die Formen in die Heißluftfritteuse stellen und bei 180°C für 20 Minuten backen.
4. Abkühlen lassen und servieren.

Nährwerte (pro Portion): Kalorien: 250 | Fett: 12g | Kohlenhydrate: 22g | Protein: 12g | Zucker: 3g | Natrium: 300mg

Energiegeladene Ideen für den Start in den Tag

11. Gebackene Avocado mit Ei und Speck

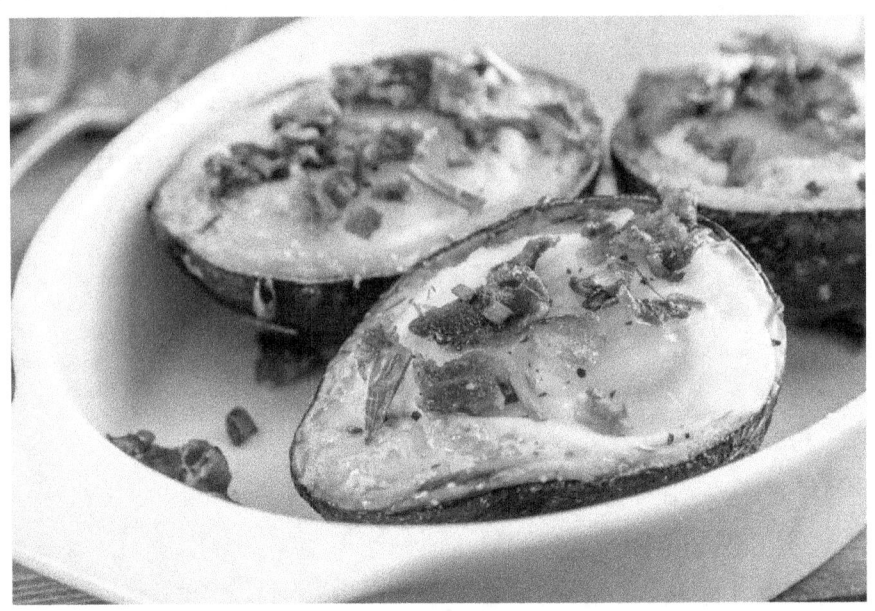

Zubereitungszeit: 10 Minuten | **Kochzeit:** 12 Minuten | **Portionen:** 2
Schwierigkeiten: Einfach

Zutaten:

- 1 reife Avocado
- 2 Eier
- 2 Scheiben Speck
- Salz und Pfeffer nach Geschmack
- Schnittlauch zum Garnieren

Zubereitung:

1. Die Avocado halbieren und den Kern entfernen.
2. Etwas Fruchtfleisch herausnehmen, um Platz für das Ei zu schaffen.
3. Je ein Ei in jede Avocadohälfte schlagen.
4. Den Speck in Streifen schneiden und über die Avocadohälften legen.
5. Bei 180°C für 12 Minuten in der Heißluftfritteuse backen.
6. Mit Salz, Pfeffer und Schnittlauch bestreuen.

Nährwerte (pro Portion): Kalorien: 350 | Fett: 28g | Kohlenhydrate: 12g | Protein: 14g | Zucker: 1g | Natrium: 450mg

12. Frühstücks-Quiche mit Pilzen und Spinat

Zubereitungszeit: 15 Minuten | **Kochzeit:** 20 Minuten | **Portionen:** 2

Schwierigkeiten: Mittel

Zutaten:

- 100g Pilze, geschnitten
- 50g frischer Spinat
- 3 Eier
- 50ml Milch
- 50g geriebener Käse
- Salz und Pfeffer nach Geschmack

Zubereitung:

1. Pilze und Spinat in einer Pfanne kurz anbraten.
2. Eier und Milch verquirlen, dann Käse, Pilze und Spinat hinzufügen.
3. Eine kleine Auflaufform einfetten und die Mischung hineingeben.
4. Bei 180°C für 20 Minuten in der Heißluftfritteuse backen.

Nährwerte (pro Portion): Kalorien: 290 | Fett: 18g | Kohlenhydrate: 8g | Protein: 20g | Zucker: 2g | Natrium: 350mg

13. Frühstücks-Tacos mit Rührei und Gemüse

Zubereitungszeit: 10 Minuten | **Kochzeit:** 10 Minuten | **Portionen:** 2

Schwierigkeiten: Einfach

Zutaten:

- 2 kleine Tortillas
- 3 Eier
- 1 kleine Zucchini, gewürfelt
- 1 Paprika, gewürfelt
- 50g geriebener Käse
- Salz und Pfeffer nach Geschmack

Zubereitung:

1. Eier verquirlen und mit Zucchini und Paprika vermengen.
2. Die Mischung in die Heißluftfritteuse geben und bei 180°C für 7 Minuten backen.
3. Tortillas erwärmen, Rührei-Gemüse-Mischung darauf verteilen und mit Käse bestreuen.
4. Weitere 3 Minuten bei 180°C backen.

Nährwerte (pro Portion): Kalorien: 280 | Fett: 15g | Kohlenhydrate: 22g | Protein: 14g | Zucker: 4g | Natrium: 350mg

14. Gebackene Haferflocken mit Beeren

Zubereitungszeit: 10 Minuten | **Kochzeit:** 15 Minuten | **Portionen:** 2
Schwierigkeiten: Einfach

Zutaten:

- 100g Haferflocken
- 200ml Mandelmilch
- 1 Ei
- 50g gemischte Beeren
- 1 TL Zimt
- 1 TL Vanilleextrakt

Zubereitung:

1. Haferflocken, Mandelmilch, Ei, Zimt und Vanilleextrakt in einer Schüssel vermengen.
2. Beeren hinzufügen und die Mischung in eine kleine Auflaufform geben.
3. Bei 180°C für 15 Minuten in der Heißluftfritteuse backen.

Nährwerte (pro Portion): Kalorien: 250 | Fett: 8g | Kohlenhydrate: 36g | Protein: 8g | Zucker: 12g | Natrium: 100mg

15. Gefüllte Süßkartoffel mit Avocado und Ei

Zubereitungszeit: 10 Minuten | **Kochzeit:** 25 Minuten | **Portionen:** 2
Schwierigkeiten: Mittel

Zutaten:

- 1 große Süßkartoffel
- 1 Avocado
- 2 Eier
- Salz und Pfeffer nach Geschmack
- Frische Kräuter zum Garnieren

Zubereitung:

1. Süßkartoffel halbieren und in der Heißluftfritteuse bei 200°C für 20 Minuten backen.
2. Avocado zerdrücken und auf die gebackenen Süßkartoffelhälften verteilen.
3. Jeweils ein Ei in die Süßkartoffelhälften schlagen und bei 180°C für weitere 5 Minuten backen.
4. Mit Salz, Pfeffer und frischen Kräutern bestreuen.

Nährwerte (pro Portion): Kalorien: 350 | Fett: 18g | Kohlenhydrate: 36g | Protein: 10g | Zucker: 9g | Natrium: 200mg

16. Frühstücks-Pizza mit Gemüse

Zubereitungszeit: 15 Minuten | **Kochzeit:** 10 Minuten | **Portionen:** 2
Schwierigkeiten: Einfach

Zutaten:

- 2 Vollkorn-Pita-Brote
- 3 Eier
- 50g geriebener Käse
- 1 kleine Tomate, gewürfelt
- 1 kleine Zucchini, gewürfelt
- Salz und Pfeffer nach Geschmack

Zubereitung:

1. Eier verquirlen und mit Tomate, Zucchini, Salz und Pfeffer vermengen.
2. Pita-Brote mit der Ei-Gemüse-Mischung belegen.

3. Geriebenen Käse darüber streuen.
4. Bei 180°C für 10 Minuten in der Heißluftfritteuse backen.

Nährwerte (pro Portion): Kalorien: 300 | Fett: 15g | Kohlenhydrate: 30g | Protein: 15g | Zucker: 3g | Natrium: 350mg

17. Frühstücks-Burrito-Schalen

Zubereitungszeit: 10 Minuten | **Kochzeit:** 12 Minuten | **Portionen:** 2
Schwierigkeiten: Einfach
Zutaten:

- 2 Vollkorn-Tortillas
- 2 Eier
- 50g schwarze Bohnen, abgetropft
- 1 kleine Tomate, gewürfelt
- 50g geriebener Käse
- Salz und Pfeffer nach Geschmack

Zubereitung:

1. Tortillas in Schalenform falten und in die Heißluftfritteuse legen.
2. Eier verquirlen und mit Bohnen und Tomate vermengen.
3. Die Mischung in die Tortillaschalen füllen und mit Käse bestreuen.
4. Bei 180°C für 12 Minuten backen.

Nährwerte (pro Portion): Kalorien: 320 | Fett: 15g | Kohlenhydrate: 28g | Protein: 14g | Zucker: 2g | Natrium: 400mg

18. Gebackene Birnen mit Walnüssen und Honig

Zubereitungszeit: 5 Minuten | **Kochzeit:** 15 Minuten | **Portionen:** 2
Schwierigkeiten: Einfach
Zutaten:

- 2 Birnen, halbiert und entkernt
- 30g gehackte Walnüsse
- 2 TL Honig
- 1 TL Zimt

Zubereitung:
1. Birnenhälften mit Walnüssen und Honig füllen.
2. Mit Zimt bestreuen.
3. Bei 180°C für 15 Minuten in der Heißluftfritteuse backen.

Nährwerte (pro Portion): Kalorien: 220 | Fett: 8g | Kohlenhydrate: 38g | Protein: 2g | Zucker: 28g | Natrium: 2mg

19. Frühstücks-Wraps mit Räucherlachs und Spinat

Zubereitungszeit: 10 Minuten | **Kochzeit:** 5 Minuten | **Portionen:** 2
Schwierigkeiten: Einfach

Zutaten:
- 2 Vollkorn-Tortillas
- 100g Räucherlachs
- 50g frischer Spinat
- 2 EL Frischkäse
- 1 TL Zitronensaft

Zubereitung:
1. Tortillas mit Frischkäse bestreichen.
2. Räucherlachs, Spinat und Zitronensaft darauf verteilen.
3. Tortillas aufrollen und in der Heißluftfritteuse bei 180°C für 5 Minuten backen.

Nährwerte (pro Portion): Kalorien: 280 | Fett: 12g | Kohlenhydrate: 24g | Protein: 16g | Zucker: 2g | Natrium: 600mg

20. Mandel-Bananen-Toast

Zubereitungszeit: 5 Minuten | **Kochzeit:** 8 Minuten | **Portionen:** 2
Schwierigkeiten: Einfach

Zutaten:
- 2 Scheiben Vollkorntoast
- 2 EL Mandelbutter

- 1 Banane, in Scheiben geschnitten
- 1 TL Honig
- 1 TL Zimt

Zubereitung:

1. Toastscheiben in der Heißluftfritteuse bei 180°C für 5 Minuten toasten.
2. Toast mit Mandelbutter bestreichen und Bananenscheiben darauf legen.
3. Mit Honig beträufeln und Zimt bestreuen.
4. Weitere 3 Minuten bei 180°C backen.

Nährwerte (pro Portion): Kalorien: 300 | Fett: 15g | Kohlenhydrate: 38g | Protein: 8g | Zucker: 15g | Natrium: 200mg

Kapitel 3: Leichte und schmackhafte Mittagessen

Einfache und schnelle Hauptgerichte

21. Zitronen-Knoblauch-Hähnchen

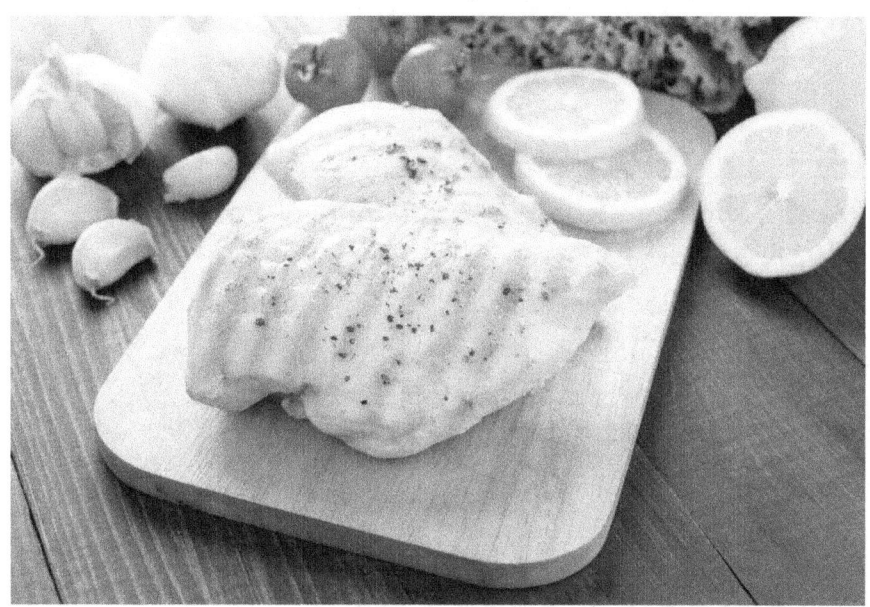

Zubereitungszeit: 10 Minuten | **Kochzeit:** 20 Minuten | **Portionen:** 2
Schwierigkeiten: Einfach
Zutaten:

- 2 Hähnchenbrustfilets
- 2 Knoblauchzehen, gehackt
- 1 Zitrone, in Scheiben geschnitten
- 1 EL Olivenöl
- Salz und Pfeffer nach Geschmack
- Frische Kräuter (z.B. Thymian oder Rosmarin) zum Garnieren

Zubereitung:

1. Die Hähnchenbrustfilets mit Olivenöl, Knoblauch, Salz und Pfeffer einreiben.
2. Die Hähnchenbrustfilets in die Heißluftfritteuse legen und die Zitronenscheiben darüber verteilen.
3. Bei 180°C für 20 Minuten garen, dabei einmal wenden.
4. Mit frischen Kräutern garnieren und servieren.

Nährwerte (pro Portion): Kalorien: 280 | Fett: 10g | Kohlenhydrate: 2g | Protein: 45g | Zucker: 0g | Natrium: 200mg

22. Gebackener Lachs mit Dill und Zitrone

Zubereitungszeit: 5 Minuten | **Kochzeit:** 15 Minuten | **Portionen:** 2
Schwierigkeiten: Einfach

Zutaten:

- 2 Lachsfilets
- 1 Zitrone, in Scheiben geschnitten
- 1 EL Olivenöl
- Frischer Dill, gehackt
- Salz und Pfeffer nach Geschmack

Zubereitung:

1. Die Lachsfilets mit Olivenöl bestreichen und mit Salz und Pfeffer würzen.
2. Dill und Zitronenscheiben auf die Lachsfilets legen.
3. Bei 180°C für 15 Minuten in der Heißluftfritteuse backen.

Nährwerte (pro Portion): Kalorien: 300 | Fett: 20g | Kohlenhydrate: 2g | Protein: 25g | Zucker: 0g | Natrium: 150mg

23. Gefüllte Paprika mit Quinoa und Gemüse

Zubereitungszeit: 15 Minuten | **Kochzeit:** 20 Minuten | **Portionen:** 2
Schwierigkeiten: Mittel
Zutaten:

- 2 große Paprika
- 100g gekochte Quinoa
- 1 kleine Zucchini, gewürfelt
- 1 Karotte, gerieben
- 50g Feta-Käse
- 1 TL Olivenöl
- Salz und Pfeffer nach Geschmack

Zubereitung:

1. Die Paprika halbieren und entkernen.
2. Quinoa mit Zucchini, Karotte, Feta, Olivenöl, Salz und Pfeffer vermischen.
3. Die Mischung in die Paprikahälften füllen.
4. Bei 180°C für 20 Minuten in der Heißluftfritteuse garen.

Nährwerte (pro Portion): Kalorien: 270 | Fett: 10g | Kohlenhydrate: 30g | Protein: 10g | Zucker: 6g | Natrium: 300mg

24. Tofu-Gemüse-Spieße

Zubereitungszeit: 15 Minuten | **Kochzeit:** 12 Minuten | **Portionen:** 2
Schwierigkeiten: Einfach
Zutaten:

- 200g fester Tofu, in Würfel geschnitten
- 1 Paprika, gewürfelt
- 1 Zucchini, in Scheiben geschnitten
- 1 rote Zwiebel, gewürfelt
- 2 EL Sojasauce
- 1 EL Olivenöl
- 1 TL Sesamöl
- Salz und Pfeffer nach Geschmack

Zubereitung:
1. Tofu, Paprika, Zucchini und Zwiebel abwechselnd auf Spieße stecken.
2. Mit einer Mischung aus Sojasauce, Olivenöl, Sesamöl, Salz und Pfeffer bestreichen.
3. Die Spieße bei 180°C für 12 Minuten in der Heißluftfritteuse garen.

Nährwerte (pro Portion): Kalorien: 220 | Fett: 14g | Kohlenhydrate: 10g | Protein: 14g | Zucker: 3g | Natrium: 400mg

25. Blumenkohl-Nuggets

Zubereitungszeit: 10 Minuten | **Kochzeit:** 15 Minuten | **Portionen:** 2
Schwierigkeiten: Einfach

Zutaten:
- 1 kleiner Blumenkohl, in Röschen geteilt
- 2 EL Olivenöl
- 50g Paniermehl
- 1 TL Paprikapulver
- Salz und Pfeffer nach Geschmack

Zubereitung:
1. Blumenkohlröschen mit Olivenöl, Paniermehl, Paprikapulver, Salz und Pfeffer vermischen.
2. Bei 180°C für 15 Minuten in der Heißluftfritteuse backen, dabei gelegentlich wenden.

Nährwerte (pro Portion): Kalorien: 180 | Fett: 10g | Kohlenhydrate: 16g | Protein: 5g | Zucker: 3g | Natrium: 250mg

26. Gebratene Garnelen mit Knoblauch und Zitrone

Zubereitungszeit: 10 Minuten | **Kochzeit:** 10 Minuten | **Portionen:** 2
Schwierigkeiten: Einfach

Zutaten:
- 200g Garnelen, geschält und entdarmt
- 2 Knoblauchzehen, gehackt
- 1 Zitrone, in Scheiben geschnitten
- 1 EL Olivenöl

- Salz und Pfeffer nach Geschmack
- Frische Petersilie zum Garnieren

Zubereitung:
1. Garnelen mit Knoblauch, Olivenöl, Salz und Pfeffer vermischen.
2. Bei 180°C für 10 Minuten in der Heißluftfritteuse garen.
3. Mit Zitronenscheiben und frischer Petersilie servieren.

Nährwerte (pro Portion): Kalorien: 220 | Fett: 10g | Kohlenhydrate: 2g | Protein: 28g | Zucker: 0g | Natrium: 350mg

27. Kichererbsen-Patties

Zubereitungszeit: 15 Minuten | **Kochzeit:** 10 Minuten | **Portionen:** 2
Schwierigkeiten: Einfach
Zutaten:
- 200g Kichererbsen, abgetropft
- 1 kleine Zwiebel, fein gehackt
- 2 Knoblauchzehen, gehackt
- 1 TL Kreuzkümmel
- 1 TL Paprikapulver
- 1 Ei
- 2 EL Mehl
- Salz und Pfeffer nach Geschmack
- 1 EL Olivenöl

Zubereitung:
1. Kichererbsen, Zwiebel, Knoblauch, Kreuzkümmel, Paprikapulver, Ei, Mehl, Salz und Pfeffer in einer Schüssel vermengen.
2. Kleine Patties formen und mit Olivenöl bestreichen.
3. Bei 180°C für 10 Minuten in der Heißluftfritteuse backen, dabei einmal wenden.

Nährwerte (pro Portion): Kalorien: 240 | Fett: 10g | Kohlenhydrate: 28g | Protein: 8g | Zucker: 2g | Natrium: 300mg

28. Zucchini-Pommes

Zubereitungszeit: 10 Minuten | **Kochzeit:** 15 Minuten | **Portionen:** 2

Schwierigkeiten: Einfach

Zutaten:

- 2 Zucchini, in Streifen geschnitten
- 2 EL Olivenöl
- 50g Paniermehl
- 1 TL Knoblauchpulver
- Salz und Pfeffer nach Geschmack

Zubereitung:

1. Zucchinistreifen mit Olivenöl, Paniermehl, Knoblauchpulver, Salz und Pfeffer vermischen.
2. Bei 180°C für 15 Minuten in der Heißluftfritteuse backen, dabei gelegentlich wenden.

Nährwerte (pro Portion): Kalorien: 180 | Fett: 10g | Kohlenhydrate: 16g | Protein: 4g | Zucker: 3g | Natrium: 250mg

29. Gebackene Auberginenröllchen

Zubereitungszeit: 15 Minuten | **Kochzeit:** 20 Minuten | **Portionen:** 2

Schwierigkeiten: Mittel

Zutaten:

- 1 große Aubergine, in dünne Scheiben geschnitten
- 100g Ricotta
- 50g geriebener Parmesan
- 1 Knoblauchzehe, gehackt
- 1 TL Olivenöl
- Salz und Pfeffer nach Geschmack
- Frische Basilikumblätter zum Garnieren

Zubereitung:

1. Auberginenscheiben mit Olivenöl bestreichen und bei 180°C für 10 Minuten in der Heißluftfritteuse backen.
2. Ricotta, Parmesan und Knoblauch vermengen und auf die gebackenen Auberginenscheiben streichen.

3. Auberginenscheiben aufrollen und erneut bei 180°C für 10 Minuten backen.
4. Mit Salz, Pfeffer und frischem Basilikum garnieren.

Nährwerte (pro Portion): Kalorien: 260 | Fett: 18g | Kohlenhydrate: 10g | Protein: 12g | Zucker: 4g | Natrium: 350mg

30. Tomaten-Basilikum-Hähnchenspieße

Zubereitungszeit: 15 Minuten | **Kochzeit:** 12 Minuten | **Portionen:** 2

Schwierigkeiten: Einfach

Zutaten:

- 200g Hähnchenbrust, in Würfel geschnitten
- 100g Kirschtomaten
- Frische Basilikumblätter
- 2 EL Olivenöl
- Salz und Pfeffer nach Geschmack

Zubereitung:

1. Hähnchenwürfel, Kirschtomaten und Basilikumblätter abwechselnd auf Spieße stecken.
2. Mit Olivenöl bestreichen und mit Salz und Pfeffer würzen.
3. Bei 180°C für 12 Minuten in der Heißluftfritteuse garen.

Nährwerte (pro Portion): Kalorien: 250 | Fett: 12g | Kohlenhydrate: 6g | Protein: 28g | Zucker: 3g | Natrium: 200mg

Gesund und zufriedenstellend

31. Linsen-Gemüse-Patties

Zubereitungszeit: 15 Minuten | **Kochzeit:** 12 Minuten | **Portionen:** 2

Schwierigkeiten: Mittel

Zutaten:

- 200g gekochte Linsen
- 1 Karotte, gerieben
- 1 kleine Zucchini, gerieben
- 1 Ei
- 2 EL Haferflocken
- 1 TL Kreuzkümmel
- Salz und Pfeffer nach Geschmack
- 1 EL Olivenöl

Zubereitung:

1. Linsen, Karotte, Zucchini, Ei, Haferflocken, Kreuzkümmel, Salz und Pfeffer in einer Schüssel vermengen.
2. Kleine Patties formen und mit Olivenöl bestreichen.
3. Bei 180°C für 12 Minuten in der Heißluftfritteuse backen, dabei einmal wenden.

Nährwerte (pro Portion): Kalorien: 250 | Fett: 10g | Kohlenhydrate: 30g | Protein: 12g | Zucker: 3g | Natrium: 300mg

32. Gefüllte Zucchini mit Quinoa und Feta

Zubereitungszeit: 15 Minuten | **Kochzeit:** 20 Minuten | **Portionen:** 2

Schwierigkeiten: Mittel

Zutaten:

- 2 mittelgroße Zucchini
- 100g gekochte Quinoa
- 50g Feta-Käse
- 1 kleine Tomate, gewürfelt
- 1 Knoblauchzehe, gehackt
- 1 TL Olivenöl
- Salz und Pfeffer nach Geschmack

Zubereitung:

1. Zucchini halbieren und das Fruchtfleisch herauslöffeln.
2. Quinoa, Feta, Tomate, Knoblauch, Olivenöl, Salz und Pfeffer vermischen.
3. Die Mischung in die Zucchinihälften füllen.
4. Bei 180°C für 20 Minuten in der Heißluftfritteuse garen.

Nährwerte (pro Portion): Kalorien: 230 | Fett: 10g | Kohlenhydrate: 25g | Protein: 10g | Zucker: 4g | Natrium: 300mg

33. Brokkoli-Mandel-Bällchen

Zubereitungszeit: 15 Minuten | **Kochzeit:** 15 Minuten | **Portionen:** 2

Schwierigkeiten: Mittel

Zutaten:

- 200g Brokkoli, zerkleinert
- 50g gemahlene Mandeln
- 1 Ei
- 1 Knoblauchzehe, gehackt
- 1 TL Paprikapulver
- Salz und Pfeffer nach Geschmack
- 1 EL Olivenöl

Zubereitung:

1. Brokkoli, Mandeln, Ei, Knoblauch, Paprikapulver, Salz und Pfeffer vermischen.
2. Kleine Bällchen formen und mit Olivenöl bestreichen.
3. Bei 180°C für 15 Minuten in der Heißluftfritteuse backen, dabei einmal wenden.

Nährwerte (pro Portion): Kalorien: 210 | Fett: 14g | Kohlenhydrate: 10g | Protein: 10g | Zucker: 2g | Natrium: 200mg

34. Gebackene Tofu-Würfel mit Sesam

Zubereitungszeit: 10 Minuten | **Kochzeit:** 20 Minuten | **Portionen:** 2
Schwierigkeiten: Einfach

Zutaten:

- 200g fester Tofu, in Würfel geschnitten
- 1 EL Sojasauce
- 1 TL Sesamöl
- 1 TL Honig
- 1 EL Sesamsamen
- 1 EL Olivenöl

Zubereitung:

1. Tofuwürfel mit Sojasauce, Sesamöl und Honig marinieren.
2. Die marinierten Tofuwürfel mit Sesamsamen bestreuen.
3. Bei 180°C für 20 Minuten in der Heißluftfritteuse backen, dabei einmal wenden.

Nährwerte (pro Portion): Kalorien: 230 | Fett: 14g | Kohlenhydrate: 10g | Protein: 16g | Zucker: 3g | Natrium: 400mg

35. Blumenkohl-Reis-Bowl

Zubereitungszeit: 10 Minuten | **Kochzeit:** 15 Minuten | **Portionen:** 2

Schwierigkeiten: Einfach

Zutaten:

- 1 kleiner Blumenkohl, gerieben (als Reisersatz)
- 1 rote Paprika, gewürfelt
- 1 kleine Zucchini, gewürfelt
- 1 Karotte, gerieben
- 2 EL Olivenöl
- 1 TL Sojasauce
- Salz und Pfeffer nach Geschmack

Zubereitung:

1. Blumenkohl, Paprika, Zucchini und Karotte mit Olivenöl, Sojasauce, Salz und Pfeffer vermischen.
2. Bei 180°C für 15 Minuten in der Heißluftfritteuse garen, dabei gelegentlich umrühren.

Nährwerte (pro Portion): Kalorien: 190 | Fett: 12g | Kohlenhydrate: 16g | Protein: 4g | Zucker: 6g | Natrium: 250mg

36. Süßkartoffel-Wedges

Zubereitungszeit: 10 Minuten | **Kochzeit:** 20 Minuten | **Portionen:** 2

Schwierigkeiten: Einfach

Zutaten:

- 2 mittelgroße Süßkartoffeln, in Wedges geschnitten
- 2 EL Olivenöl
- 1 TL Paprikapulver
- 1 TL Knoblauchpulver
- Salz und Pfeffer nach Geschmack

Zubereitung:

1. Süßkartoffel-Wedges mit Olivenöl, Paprikapulver, Knoblauchpulver, Salz und Pfeffer vermischen.
2. Bei 200°C für 20 Minuten in der Heißluftfritteuse backen, dabei gelegentlich wenden.

Nährwerte (pro Portion): Kalorien: 220 | Fett: 10g | Kohlenhydrate: 30g | Protein: 2g | Zucker: 6g | Natrium: 200mg

37. Hähnchen-Gemüse-Wraps

Zubereitungszeit: 10 Minuten | **Kochzeit:** 15 Minuten | **Portionen:** 2

Schwierigkeiten: Einfach

Zutaten:

- 200g Hähnchenbrust, in Streifen geschnitten
- 1 rote Paprika, in Streifen geschnitten
- 1 kleine Zucchini, in Streifen geschnitten
- 2 Vollkorn-Wraps
- 2 EL Olivenöl
- Salz und Pfeffer nach Geschmack

Zubereitung:

1. Hähnchen- und Gemüsestreifen mit Olivenöl, Salz und Pfeffer vermischen.
2. Bei 180°C für 15 Minuten in der Heißluftfritteuse garen.
3. Die Mischung auf den Wraps verteilen, aufrollen und servieren.

Nährwerte (pro Portion): Kalorien: 320 | Fett: 14g | Kohlenhydrate: 30g | Protein: 20g | Zucker: 4g | Natrium: 300mg

38. Gebackene Falafel

Zubereitungszeit: 15 Minuten | **Kochzeit:** 18 Minuten | **Portionen:** 2

Schwierigkeiten: Mittel

Zutaten:

- 200g Kichererbsen, abgetropft
- 1 kleine Zwiebel, gehackt
- 2 Knoblauchzehen, gehackt
- 1 TL Kreuzkümmel
- 1 TL Koriander
- 2 EL Mehl
- Salz und Pfeffer nach Geschmack

- 1 EL Olivenöl

Zubereitung:

1. Kichererbsen, Zwiebel, Knoblauch, Kreuzkümmel, Koriander, Mehl, Salz und Pfeffer in einer Küchenmaschine zu einer glatten Masse verarbeiten.
2. Kleine Bällchen formen und mit Olivenöl bestreichen.
3. Bei 180°C für 18 Minuten in der Heißluftfritteuse backen, dabei einmal wenden.

Nährwerte (pro Portion): Kalorien: 260 | Fett: 10g | Kohlenhydrate: 32g | Protein: 10g | Zucker: 3g | Natrium: 300mg

39. Zitronen-Knoblauch-Garnelen

Zubereitungszeit: 10 Minuten | **Kochzeit:** 10 Minuten | **Portionen:** 2
Schwierigkeiten: Einfach

Zutaten:

- 200g Garnelen, geschält und entdarmt
- 2 Knoblauchzehen, gehackt
- 1 Zitrone, in Scheiben geschnitten
- 2 EL Olivenöl
- Salz und Pfeffer nach Geschmack
- Frische Petersilie zum Garnieren

Zubereitung:

1. Garnelen mit Knoblauch, Olivenöl, Salz und Pfeffer vermischen.
2. Bei 180°C für 10 Minuten in der Heißluftfritteuse garen.
3. Mit Zitronenscheiben und frischer Petersilie servieren.

Nährwerte (pro Portion): Kalorien: 210 | Fett: 12g | Kohlenhydrate: 2g | Protein: 20g | Zucker: 0g | Natrium: 300mg

Kapitel 4: Feine Abendessen

Rezepte für Hauptgerichte

40. Zitronen-Hähnchen mit Spargel

Zubereitungszeit: 10 Minuten | **Kochzeit:** 20 Minuten | **Portionen:** 2

Schwierigkeiten: Einfach

Zutaten:

- 2 Hähnchenbrustfilets
- 200g grüner Spargel
- 1 Zitrone
- 2 EL Olivenöl
- Salz und Pfeffer nach Geschmack
- Frische Petersilie zum Garnieren

Zubereitung:

1. Hähnchenbrustfilets mit Salz, Pfeffer und Olivenöl einreiben.
2. Spargel in Stücke schneiden und mit Olivenöl, Salz und Pfeffer vermischen.
3. Hähnchen und Spargel in die Heißluftfritteuse legen und bei 180°C für 20 Minuten garen, dabei die Hähnchenbrustfilets nach der Hälfte der Zeit wenden.
4. Mit Zitronenscheiben und frischer Petersilie garnieren und servieren.

Nährwerte (pro Portion): Kalorien: 350 | Fett: 18g | Kohlenhydrate: 6g | Protein: 40g | Zucker: 2g | Natrium: 300mg

41. Gebackener Kabeljau mit Kräuterkruste

Zubereitungszeit: 10 Minuten | **Kochzeit:** 15 Minuten | **Portionen:** 2

Schwierigkeiten: Mittel

Zutaten:

- 2 Kabeljaufilets
- 50g Vollkornsemmelbrösel
- 2 EL gehackte frische Kräuter (Petersilie, Dill, Thymian)
- 2 EL Olivenöl
- Salz und Pfeffer nach Geschmack
- Zitronenscheiben zum Garnieren

Zubereitung:

1. Vollkornsemmelbrösel, Kräuter, Olivenöl, Salz und Pfeffer in einer Schüssel vermengen.
2. Kabeljaufilets mit der Kräutermischung bestreichen.
3. Bei 180°C für 15 Minuten in der Heißluftfritteuse backen, bis der Fisch durchgegart ist.
4. Mit Zitronenscheiben garnieren und servieren.

Nährwerte (pro Portion): Kalorien: 280 | Fett: 14g | Kohlenhydrate: 12g | Protein: 28g | Zucker: 0g | Natrium: 250mg

42. Rindfleisch-Gemüse-Spieße

Zubereitungszeit: 15 Minuten | **Kochzeit:** 12 Minuten | **Portionen:** 2

Schwierigkeiten: Mittel

Zutaten:

- 200g Rindfleisch, in Würfel geschnitten
- 1 rote Paprika
- 1 Zucchini
- 1 rote Zwiebel
- 2 EL Olivenöl
- 1 TL Paprikapulver
- Salz und Pfeffer nach Geschmack

Zubereitung:

1. Rindfleischwürfel, Paprika, Zucchini und Zwiebel abwechselnd auf Spieße stecken.
2. Olivenöl mit Paprikapulver, Salz und Pfeffer vermischen und die Spieße damit bestreichen.
3. Bei 200°C für 12 Minuten in der Heißluftfritteuse garen, dabei einmal wenden.

Nährwerte (pro Portion): Kalorien: 320 | Fett: 18g | Kohlenhydrate: 10g | Protein: 28g | Zucker: 4g | Natrium: 300mg

43. Gefüllte Champignons

Zubereitungszeit: 15 Minuten | **Kochzeit:** 12 Minuten | **Portionen:** 2
Schwierigkeiten: Mittel
Zutaten:

- 8 große Champignons
- 100g Frischkäse
- 50g geriebener Parmesan
- 2 Knoblauchzehen, gehackt
- 1 EL gehackte Petersilie
- Salz und Pfeffer nach Geschmack

Zubereitung:

1. Stiele der Champignons entfernen und die Hüte mit Frischkäse, Parmesan, Knoblauch, Petersilie, Salz und Pfeffer füllen.
2. Bei 180°C für 12 Minuten in der Heißluftfritteuse backen.

Nährwerte (pro Portion): Kalorien: 200 | Fett: 14g | Kohlenhydrate: 6g | Protein: 12g | Zucker: 2g | Natrium: 300mg

44. Zucchini-Lasagne

Zubereitungszeit: 20 Minuten | **Kochzeit:** 25 Minuten | **Portionen:** 2
Schwierigkeiten: Mittel
Zutaten:

- 2 Zucchini
- 200g Hackfleisch (Rind oder Pute)
- 1 Dose gehackte Tomaten
- 1 Zwiebel, gehackt
- 2 Knoblauchzehen, gehackt
- 100g Ricotta
- 50g geriebener Mozzarella
- 2 EL Olivenöl
- Salz und Pfeffer nach Geschmack

Zubereitung:

1. Zucchini längs in dünne Scheiben schneiden.
2. Hackfleisch, Zwiebel und Knoblauch in einer Pfanne mit Olivenöl anbraten, gehackte Tomaten hinzufügen und mit Salz und Pfeffer abschmecken.
3. In einer Auflaufform abwechselnd Zucchinischeiben, Hackfleischmischung und Ricotta schichten, mit Mozzarella abschließen.
4. Bei 180°C für 25 Minuten in der Heißluftfritteuse backen.

Nährwerte (pro Portion): Kalorien: 350 | Fett: 20g | Kohlenhydrate: 10g | Protein: 30g | Zucker: 6g | Natrium: 400mg

45. Lachs mit Avocado-Salsa

Zubereitungszeit: 10 Minuten | **Kochzeit:** 15 Minuten | **Portionen:** 2

Schwierigkeiten: Einfach

Zutaten:

- 2 Lachsfilets
- 1 Avocado, gewürfelt
- 1 Tomate, gewürfelt
- 1/2 rote Zwiebel, gehackt
- Saft einer Limette
- 2 EL Olivenöl
- Salz und Pfeffer nach Geschmack

Zubereitung:

1. Lachsfilets mit Salz, Pfeffer und Olivenöl einreiben.
2. Bei 180°C für 15 Minuten in der Heißluftfritteuse garen.
3. In einer Schüssel Avocado, Tomate, Zwiebel und Limettensaft vermischen, mit Salz und Pfeffer abschmecken.
4. Lachs mit Avocado-Salsa servieren.

Nährwerte (pro Portion): Kalorien: 380 | Fett: 25g | Kohlenhydrate: 10g | Protein: 30g | Zucker: 2g | Natrium: 200mg

46. Gefüllte Paprikaschoten

Zubereitungszeit: 15 Minuten | **Kochzeit:** 20 Minuten | **Portionen:** 2

Schwierigkeiten: Mittel

Zutaten:

- 2 große Paprikaschoten
- 200g Hackfleisch (Rind oder Pute)
- 1 kleine Zwiebel, gehackt
- 1 Dose gehackte Tomaten
- 50g geriebener Käse
- 2 EL Olivenöl
- Salz und Pfeffer nach Geschmack

Zubereitung:

1. Paprikaschoten halbieren und entkernen.
2. Hackfleisch, Zwiebel und Olivenöl in einer Pfanne anbraten, gehackte Tomaten hinzufügen und mit Salz und Pfeffer würzen.
3. Die Paprikaschoten mit der Hackfleischmischung füllen und mit Käse bestreuen.
4. Bei 180°C für 20 Minuten in der Heißluftfritteuse garen.

Nährwerte (pro Portion): Kalorien: 320 | Fett: 18g | Kohlenhydrate: 12g | Protein: 28g | Zucker: 6g | Natrium: 400mg

47. Hähnchen-Cordon-Bleu

Zubereitungszeit: 15 Minuten | **Kochzeit:** 18 Minuten | **Portionen:** 2

Schwierigkeiten: Mittel

Zutaten:

- 2 Hähnchenbrustfilets
- 2 Scheiben Schinken
- 2 Scheiben Käse (z.B. Emmentaler)
- 2 EL Paniermehl
- 2 EL Olivenöl
- Salz und Pfeffer nach Geschmack

Zubereitung:

1. Hähnchenbrustfilets seitlich einschneiden und mit Schinken und Käse füllen.
2. Mit Salz und Pfeffer würzen, in Paniermehl wälzen und mit Olivenöl bestreichen.
3. Bei 180°C für 18 Minuten in der Heißluftfritteuse garen.

Nährwerte (pro Portion): Kalorien: 400 | Fett: 22g | Kohlenhydrate: 8g | Protein: 40g | Zucker: 0g | Natrium: 600mg

48. Gebackene Garnelen mit Knoblauch und Chili

Zubereitungszeit: 10 Minuten | **Kochzeit:** 10 Minuten | **Portionen:** 2

Schwierigkeiten: Einfach

Zutaten:

- 200g Garnelen, geschält und entdarmt
- 2 Knoblauchzehen, gehackt
- 1 rote Chili, fein gehackt
- 2 EL Olivenöl
- Saft einer halben Zitrone
- Salz und Pfeffer nach Geschmack

Zubereitung:

1. Garnelen mit Knoblauch, Chili, Olivenöl, Zitronensaft, Salz und Pfeffer vermischen.
2. Bei 180°C für 10 Minuten in der Heißluftfritteuse garen.

Nährwerte (pro Portion): Kalorien: 250 | Fett: 14g | Kohlenhydrate: 2g | Protein: 26g | Zucker: 0g | Natrium: 400mg

Kreative und internationale Kombinationen

49. Tandoori-Hähnchen mit Joghurt-Dip

Zubereitungszeit: 15 Minuten | **Kochzeit:** 20 Minuten | **Portionen:** 2
Schwierigkeiten: Mittel

Zutaten:

- 2 Hähnchenbrustfilets
- 2 EL Tandoori-Gewürzmischung
- 1 EL Zitronensaft
- 1 TL Olivenöl
- 100g griechischer Joghurt
- 1 Knoblauchzehe, gehackt
- 1 EL frische Minze, gehackt
- Salz und Pfeffer nach Geschmack

Zubereitung:

1. Die Hähnchenbrustfilets mit Tandoori-Gewürz, Zitronensaft und Olivenöl gründlich einreiben und 10 Minuten marinieren lassen.
2. Die marinierten Hähnchenbrustfilets in die Heißluftfritteuse legen und bei 180°C für 20 Minuten garen, dabei einmal wenden.
3. Während das Hähnchen gart, den Joghurt mit Knoblauch und Minze in einer Schüssel vermengen. Mit Salz und Pfeffer abschmecken.
4. Das fertige Tandoori-Hähnchen mit dem Joghurt-Dip servieren.

Nährwerte (pro Portion): Kalorien: 280 | Fett: 10g | Kohlenhydrate: 6g | Protein: 40g | Zucker: 2g | Natrium: 350mg

50. Mediterrane Gemüsepfanne mit Feta

Zubereitungszeit: 15 Minuten | **Kochzeit:** 15 Minuten | **Portionen:** 2

Schwierigkeiten: Einfach

Zutaten:

- 1 Zucchini, in Scheiben geschnitten
- 1 rote Paprika, in Streifen geschnitten
- 1 rote Zwiebel, in Ringen
- 150g Kirschtomaten, halbiert
- 50g schwarze Oliven, entsteint
- 50g Feta-Käse, zerbröselt
- 2 EL Olivenöl
- 1 TL getrockneter Oregano
- 1 TL getrockneter Thymian
- Salz und Pfeffer nach Geschmack
- Frische Basilikumblätter zum Garnieren

Zubereitung:

1. Zucchini, Paprika, Zwiebel, Kirschtomaten und Oliven in einer großen Schüssel mit Olivenöl, Oregano, Thymian, Salz und Pfeffer vermengen.
2. Das Gemüse gleichmäßig in der Heißluftfritteuse verteilen und bei 180°C für 15 Minuten garen, dabei gelegentlich umrühren.
3. Das fertige Gemüse auf zwei Teller verteilen und mit zerbröseltem Feta bestreuen.
4. Mit frischen Basilikumblättern garnieren und sofort servieren.

Nährwerte (pro Portion): Kalorien: 320 | Fett: 22g | Kohlenhydrate: 18g | Protein: 10g | Zucker: 8g | Natrium: 450mg

51. Thai-Garnelen mit Limetten-Koriander-Sauce

Zubereitungszeit: 15 Minuten | **Kochzeit:** 10 Minuten | **Portionen:** 2

Schwierigkeiten: Einfach

Zutaten:

- 200g Garnelen, geschält und entdarmt
- 2 Knoblauchzehen, gehackt
- 1 rote Chili, fein gehackt
- Saft einer Limette
- 2 EL Olivenöl
- 1 EL Fischsauce
- Frischer Koriander, gehackt
- Salz und Pfeffer nach Geschmack

Zubereitung:

1. Garnelen mit Knoblauch, Chili, Limettensaft, Olivenöl, Fischsauce, Salz und Pfeffer vermischen und 10 Minuten marinieren lassen.
2. Die marinierten Garnelen in die Heißluftfritteuse geben und bei 180°C für 10 Minuten garen, dabei gelegentlich umrühren.
3. Die fertigen Garnelen mit gehacktem Koriander bestreuen und servieren.

Nährwerte (pro Portion): Kalorien: 220 | Fett: 12g | Kohlenhydrate: 3g | Protein: 20g | Zucker: 1g | Natrium: 400mg

52. Marokkanische Lamm-Koftas mit Minz-Joghurt-Sauce

Zubereitungszeit: 20 Minuten | **Kochzeit:** 15 Minuten | **Portionen:** 2

Schwierigkeiten: Mittel

Zutaten:

- 200g Lammhackfleisch
- 1 kleine Zwiebel, fein gehackt
- 2 Knoblauchzehen, gehackt
- 1 TL gemahlener Kreuzkümmel
- 1 TL gemahlener Koriander
- 1 TL Zimt
- 1 EL Olivenöl
- Salz und Pfeffer nach Geschmack
- Frische Minze zum Garnieren

Für die Minz-Joghurt-Sauce:

- 100g griechischer Joghurt
- 1 EL gehackte frische Minze
- Saft einer halben Zitrone
- Salz und Pfeffer nach Geschmack

Zubereitung:

1. Lammhackfleisch mit Zwiebel, Knoblauch, Kreuzkümmel, Koriander, Zimt, Salz und Pfeffer in einer Schüssel vermengen.
2. Aus der Mischung kleine Fleischbällchen formen und mit Olivenöl bestreichen.
3. Die Lamm-Koftas in die Heißluftfritteuse legen und bei 180°C für 15 Minuten garen, dabei gelegentlich wenden.
4. Während die Koftas garen, den Joghurt mit Minze, Zitronensaft, Salz und Pfeffer vermengen.
5. Die fertigen Koftas mit der Minz-Joghurt-Sauce und frischer Minze garnieren und servieren.

Nährwerte (pro Portion): Kalorien: 350 | Fett: 22g | Kohlenhydrate: 6g | Protein: 28g | Zucker: 2g | Natrium: 450mg

53. Teriyaki-Lachs mit Sesam und Frühlingszwiebeln

Zubereitungszeit: 15 Minuten | **Kochzeit:** 12 Minuten | **Portionen:** 2
Schwierigkeiten: Mittel

Zutaten:

- 2 Lachsfilets
- 2 EL Teriyaki-Sauce
- 1 EL Honig
- 1 EL Sojasauce
- 1 TL Sesamöl
- 1 EL Sesamsamen
- 2 Frühlingszwiebeln, in feine Ringe geschnitten
- Salz und Pfeffer nach Geschmack

Zubereitung:

1. Teriyaki-Sauce, Honig, Sojasauce und Sesamöl in einer Schüssel vermengen.
2. Lachsfilets mit der Marinade einreiben und 10 Minuten ziehen lassen.
3. Die marinierten Lachsfilets in die Heißluftfritteuse legen und bei 180°C für 12 Minuten garen.
4. Den fertigen Lachs mit Sesamsamen und Frühlingszwiebeln bestreuen und servieren.

Nährwerte (pro Portion): Kalorien: 380 | Fett: 25g | Kohlenhydrate: 10g | Protein: 30g | Zucker: 6g | Natrium: 500mg

54. Spanische Tortilla mit Chorizo und Paprika

Zubereitungszeit: 20 Minuten | **Kochzeit:** 20 Minuten | **Portionen:** 2
Schwierigkeiten: Mittel

Zutaten:

- 4 Kartoffeln, geschält und in dünne Scheiben geschnitten
- 1 Zwiebel, gehackt
- 1 rote Paprika, gewürfelt
- 100g Chorizo, in Scheiben geschnitten
- 4 Eier
- 2 EL Olivenöl

- Salz und Pfeffer nach Geschmack

Zubereitung:
1. Kartoffeln, Zwiebel, Paprika und Chorizo in einer Schüssel mit Olivenöl, Salz und Pfeffer vermengen.
2. Die Mischung gleichmäßig in der Heißluftfritteuse verteilen und bei 180°C für 15 Minuten garen, dabei gelegentlich umrühren.
3. Eier in einer Schüssel verquirlen und über die Kartoffelmischung gießen.
4. Bei 180°C für weitere 5 Minuten garen, bis die Eier gestockt sind.
5. Die Tortilla in Stücke schneiden und servieren.

Nährwerte (pro Portion): Kalorien: 420 | Fett: 28g | Kohlenhydrate: 30g | Protein: 18g | Zucker: 4g | Natrium: 600mg

55. Gebackene Auberginen mit Tomaten und Mozzarella

Zubereitungszeit: 15 Minuten | **Kochzeit:** 20 Minuten | **Portionen:** 2
Schwierigkeiten: Einfach

Zutaten:
- 1 große Aubergine, in Scheiben geschnitten
- 2 Tomaten, in Scheiben geschnitten
- 150g Mozzarella, in Scheiben geschnitten
- 2 EL Olivenöl
- Salz und Pfeffer nach Geschmack
- Frisches Basilikum zum Garnieren

Zubereitung:
1. Auberginenscheiben mit Olivenöl bestreichen und bei 200°C für 10 Minuten in der Heißluftfritteuse vorbacken.
2. Tomaten- und Mozzarellascheiben auf die vorgebackenen Auberginenscheiben legen.
3. Mit Salz und Pfeffer würzen und weitere 10 Minuten bei 200°C backen, bis der Käse geschmolzen ist.
4. Mit frischem Basilikum garnieren und servieren.

Nährwerte (pro Portion): Kalorien: 300 | Fett: 20g | Kohlenhydrate: 12g | Protein: 12g | Zucker: 8g | Natrium: 250mg

56. Zitronen-Hähnchen mit Spargel und Quinoa

Zubereitungszeit: 15 Minuten | **Kochzeit:** 25 Minuten | **Portionen:** 2

Schwierigkeiten: Mittel

Zutaten:

- 2 Hähnchenbrustfilets
- 200g grüner Spargel
- 1 Zitrone, in Scheiben geschnitten
- 1 Tasse gekochte Quinoa
- 2 EL Olivenöl
- 1 TL getrockneter Thymian
- Salz und Pfeffer nach Geschmack

Zubereitung:

1. Hähnchenbrustfilets mit Olivenöl, Salz, Pfeffer und Thymian einreiben.
2. Spargel in Stücke schneiden und mit Olivenöl, Salz und Pfeffer vermengen.
3. Hähnchenbrustfilets und Spargel in die Heißluftfritteuse legen und bei 180°C für 20 Minuten garen, dabei einmal wenden.
4. Die gekochte Quinoa auf zwei Teller verteilen.
5. Hähnchen und Spargel auf die Quinoa legen und mit Zitronenscheiben garnieren.
6. Mit zusätzlichem Zitronensaft beträufeln und servieren.

Nährwerte (pro Portion): Kalorien: 380 | Fett: 16g | Kohlenhydrate: 28g | Protein: 30g | Zucker: 4g | Natrium: 350mg

57. Gebackene Polenta mit Pilzen und Spinat

Zubereitungszeit: 20 Minuten | **Kochzeit:** 25 Minuten | **Portionen:** 2

Schwierigkeiten: Mittel

Zutaten:

- 1 Tasse Polenta
- 2 Tassen Wasser
- 200g Champignons, in Scheiben geschnitten
- 100g frischer Spinat
- 2 Knoblauchzehen, gehackt
- 2 EL Olivenöl
- 50g geriebener Parmesan
- Salz und Pfeffer nach Geschmack

Zubereitung:

1. Wasser zum Kochen bringen, Polenta einrühren und unter ständigem Rühren kochen, bis sie dick ist.
2. Polenta auf ein mit Backpapier ausgelegtes Blech streichen und abkühlen lassen.
3. Champignons, Spinat und Knoblauch mit Olivenöl, Salz und Pfeffer vermengen.
4. Polenta in Stücke schneiden und in die Heißluftfritteuse legen, mit dem Gemüse belegen.
5. Bei 180°C für 20 Minuten backen, bis das Gemüse gar und die Polenta goldbraun ist.
6. Mit geriebenem Parmesan bestreuen und servieren.

Nährwerte (pro Portion): Kalorien: 350 | Fett: 16g | Kohlenhydrate: 40g | Protein: 12g | Zucker: 2g | Natrium: 400mg

58. Indisches Butter-Chicken mit Blumenkohlreis

Zubereitungszeit: 20 Minuten | **Kochzeit:** 20 Minuten | **Portionen:** 2

Schwierigkeiten: Mittel

Zutaten:

- 200g Hähnchenbrust, in Stücke geschnitten
- 1 Tasse Joghurt
- 2 EL Tandoori-Gewürz
- 2 EL Tomatenmark
- 1 TL Garam Masala
- 1 TL Kurkuma
- 200g Blumenkohl, gerieben
- 2 EL Butter
- 2 EL Olivenöl
- Salz und Pfeffer nach Geschmack
- Frischer Koriander zum Garnieren

Zubereitung:

1. Hähnchenstücke mit Joghurt und Tandoori-Gewürz marinieren und 10 Minuten ziehen lassen.
2. Butter und Olivenöl in einem Topf schmelzen, Tomatenmark, Garam Masala und Kurkuma hinzufügen und gut verrühren.
3. Die marinierten Hähnchenstücke in die Heißluftfritteuse legen und bei 180°C für 15 Minuten garen.
4. Währenddessen den geriebenen Blumenkohl in die Heißluftfritteuse geben und bei 180°C für 5 Minuten garen.
5. Das fertige Hähnchen mit der Sauce vermengen und auf dem Blumenkohlreis servieren.
6. Mit frischem Koriander garnieren.

Nährwerte (pro Portion): Kalorien: 400 | Fett: 22g | Kohlenhydrate: 18g | Protein: 32g | Zucker: 6g | Natrium: 450mg

Kapitel 5: Unwiderstehliche Dessert

Schnelle und fettarme Süßspeisen

59. Gebackene Apfelringe mit Zimt

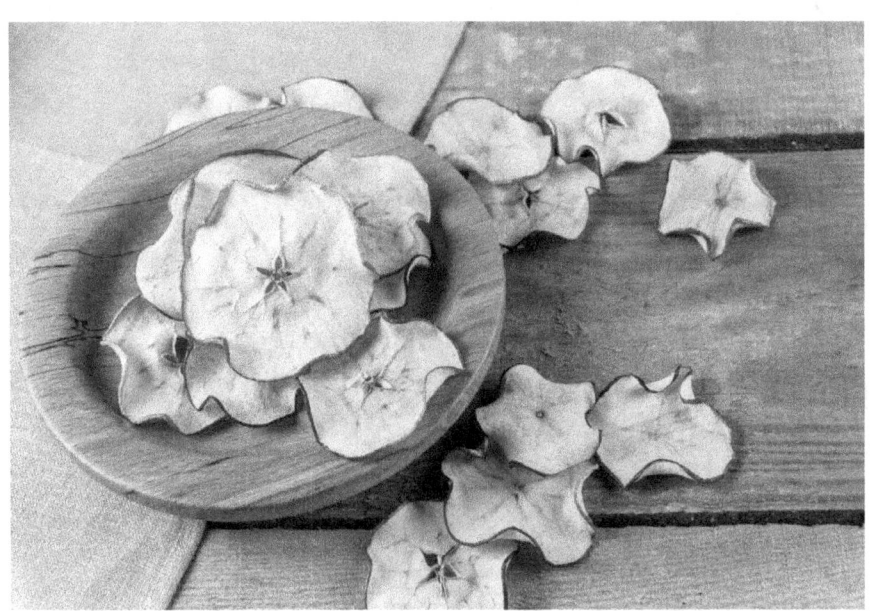

Zubereitungszeit: 10 Minuten | **Kochzeit:** 15 Minuten | **Portionen:** 2
Schwierigkeiten: Einfach
Zutaten:

- 2 Äpfel, in Ringe geschnitten
- 1 TL Zimt
- 1 TL Honig
- 1 TL Zitronensaft

Zubereitung:

1. Apfelringe mit Zitronensaft beträufeln und leicht mit Honig bestreichen.
2. Die Apfelringe gleichmäßig mit Zimt bestäuben.
3. Bei 180°C für 15 Minuten in der Heißluftfritteuse backen, bis sie goldbraun und knusprig sind.

Nährwerte (pro Portion): Kalorien: 120 | Fett: 0g | Kohlenhydrate: 32g | Protein: 1g | Zucker: 26g | Natrium: 1mg

60. Bananen-Schoko-Bites

Zubereitungszeit: 5 Minuten | **Kochzeit:** 10 Minuten | **Portionen:** 2

Schwierigkeiten: Einfach

Zutaten:

- 1 reife Banane, in Scheiben geschnitten
- 50g dunkle Schokolade, gehackt
- 1 TL Kokosöl

Zubereitung:

1. Die Bananenscheiben auf einem Backpapier in die Heißluftfritteuse legen.
2. Dunkle Schokolade mit Kokosöl in der Mikrowelle oder über einem Wasserbad schmelzen.
3. Die geschmolzene Schokolade über die Bananenscheiben gießen.
4. Bei 160°C für 10 Minuten in der Heißluftfritteuse backen, bis die Schokolade fest ist.

Nährwerte (pro Portion): Kalorien: 180 | Fett: 9g | Kohlenhydrate: 26g | Protein: 2g | Zucker: 18g | Natrium: 10mg

61. Gebackene Birnen mit Walnüssen und Ahornsirup

Zubereitungszeit: 10 Minuten | **Kochzeit:** 20 Minuten | **Portionen:** 2

Schwierigkeiten: Einfach

Zutaten:

- 2 Birnen, halbiert und entkernt
- 2 EL gehackte Walnüsse
- 2 TL Ahornsirup
- 1 TL Zimt

Zubereitung:

1. Die Birnenhälften mit den Walnüssen füllen und mit Ahornsirup beträufeln.
2. Mit Zimt bestäuben.
3. Bei 180°C für 20 Minuten in der Heißluftfritteuse backen, bis die Birnen weich und goldbraun sind.

Nährwerte (pro Portion): Kalorien: 160 | Fett: 6g | Kohlenhydrate: 30g | Protein: 2g | Zucker: 20g | Natrium: 0mg

62. Quarkbällchen mit Vanille

Zubereitungszeit: 15 Minuten | **Kochzeit:** 12 Minuten | **Portionen:** 2
Schwierigkeiten: Mittel

Zutaten:
- 100g Magerquark
- 1 Ei
- 50g Dinkelmehl
- 1 TL Vanilleextrakt
- 1 TL Backpulver
- 1 EL Honig

Zubereitung:
1. Quark, Ei, Mehl, Vanilleextrakt, Backpulver und Honig in einer Schüssel vermengen.
2. Kleine Bällchen formen und auf ein Backpapier legen.
3. Bei 180°C für 12 Minuten in der Heißluftfritteuse backen, bis sie goldbraun sind.

Nährwerte (pro Portion): Kalorien: 170 | Fett: 3g | Kohlenhydrate: 28g | Protein: 8g | Zucker: 10g | Natrium: 50mg

63. Erdbeer-Rhabarber-Crumble

Zubereitungszeit: 10 Minuten | **Kochzeit:** 15 Minuten | **Portionen:** 2
Schwierigkeiten: Mittel

Zutaten:
- 100g Erdbeeren, geviertelt
- 100g Rhabarber, in Stücke geschnitten
- 2 EL Haferflocken
- 1 EL Kokosöl
- 1 EL Ahornsirup
- 1 TL Zimt

Zubereitung:

1. Erdbeeren und Rhabarber in einer kleinen Auflaufform vermischen.
2. Haferflocken, Kokosöl, Ahornsirup und Zimt in einer Schüssel vermengen und über das Obst streuen.
3. Bei 180°C für 15 Minuten in der Heißluftfritteuse backen, bis der Crumble goldbraun ist.

Nährwerte (pro Portion): Kalorien: 200 | Fett: 7g | Kohlenhydrate: 32g | Protein: 2g | Zucker: 18g | Natrium: 5mg

64. Ananas-Kokos-Bällchen

Zubereitungszeit: 10 Minuten | **Kochzeit:** 10 Minuten | **Portionen:** 2

Schwierigkeiten: Einfach

Zutaten:

- 100g frische Ananas, gewürfelt
- 2 EL Kokosraspeln
- 1 EL Haferflocken
- 1 EL Honig
- 1 TL Kokosöl

Zubereitung:

1. Ananaswürfel, Kokosraspeln, Haferflocken, Honig und Kokosöl in einer Schüssel vermengen.
2. Kleine Bällchen formen und auf ein Backpapier legen.
3. Bei 160°C für 10 Minuten in der Heißluftfritteuse backen, bis sie goldbraun sind.

Nährwerte (pro Portion): Kalorien: 150 | Fett: 6g | Kohlenhydrate: 25g | Protein: 1g | Zucker: 18g | Natrium: 2mg

65. Schokoladen-Zucchini-Muffins

Zubereitungszeit: 15 Minuten | **Kochzeit:** 20 Minuten | **Portionen:** 2

Schwierigkeiten: Mittel

Zutaten:

- 100g Zucchini, gerieben
- 50g Vollkornmehl
- 2 EL Kakaopulver
- 1 Ei
- 2 EL Honig
- 1 TL Backpulver
- 1 TL Vanilleextrakt

Zubereitung:

1. Zucchini, Mehl, Kakaopulver, Ei, Honig, Backpulver und Vanilleextrakt in einer Schüssel vermengen.
2. Den Teig in Muffinförmchen füllen.
3. Bei 180°C für 20 Minuten in der Heißluftfritteuse backen, bis die Muffins aufgegangen und durchgebacken sind.

Nährwerte (pro Portion): Kalorien: 180 | Fett: 5g | Kohlenhydrate: 30g | Protein: 5g | Zucker: 15g | Natrium: 70mg

66. Blaubeer-Hafer-Riegel

Zubereitungszeit: 10 Minuten | **Kochzeit:** 15 Minuten | **Portionen:** 2

Schwierigkeiten: Einfach

Zutaten:

- 100g Haferflocken
- 50g frische Blaubeeren
- 1 EL Honig
- 1 EL Kokosöl
- 1 TL Zimt

Zubereitung:

1. Haferflocken, Blaubeeren, Honig, Kokosöl und Zimt in einer Schüssel vermengen.
2. Die Mischung in eine kleine Auflaufform drücken.
3. Bei 180°C für 15 Minuten in der Heißluftfritteuse backen, bis die Riegel goldbraun sind.
4. Abkühlen lassen, in Riegel schneiden und servieren.

Nährwerte (pro Portion): Kalorien: 180 | Fett: 6g | Kohlenhydrate: 30g | Protein: 3g | Zucker: 12g | Natrium: 5mg

67. Gebackene Pfirsiche mit Honig und Joghurt

Zubereitungszeit: 10 Minuten | **Kochzeit:** 10 Minuten | **Portionen:** 2
Schwierigkeiten: Einfach

Zutaten:

- 2 reife Pfirsiche, halbiert und entkernt
- 2 TL Honig
- 100g griechischer Joghurt
- 1 TL Zimt

Zubereitung:

1. Die Pfirsichhälften mit Honig beträufeln und mit Zimt bestäuben.
2. Bei 180°C für 10 Minuten in der Heißluftfritteuse backen, bis die Pfirsiche weich und goldbraun sind.
3. Mit griechischem Joghurt servieren.

Nährwerte (pro Portion): Kalorien: 160 | Fett: 3g | Kohlenhydrate: 28g | Protein: 6g | Zucker: 22g | Natrium: 10mg

Kreative Rezepte für den Abschluss der Mahlzeit

68. Luftige Zitronen-Ricotta-Küchlein

Zubereitungszeit: 15 Minuten | **Kochzeit:** 20 Minuten | **Portionen:** 2

Schwierigkeiten: Mittel

Zutaten:

- 150g Ricotta
- 1 Ei
- 2 EL Honig
- Saft und Schale einer Zitrone
- 60g Dinkelmehl
- 1 TL Backpulver
- 1 TL Vanilleextrakt
- 1 Prise Salz

Zubereitung:

1. Ricotta, Ei, Honig, Zitronensaft, Zitronenschale und Vanilleextrakt in einer Schüssel glatt rühren.
2. Dinkelmehl, Backpulver und eine Prise Salz hinzufügen und gut vermengen, bis ein glatter Teig entsteht.
3. Den Teig in kleine, gefettete Förmchen füllen.
4. Die Förmchen in die Heißluftfritteuse stellen und bei 180°C für 20 Minuten backen, bis die Küchlein goldbraun und durchgebacken sind.
5. Die Küchlein aus der Heißluftfritteuse nehmen und abkühlen lassen.
6. Optional: Mit Puderzucker bestäuben und mit einer Zitronenscheibe garnieren.

Nährwerte (pro Portion): Kalorien: 250 | Fett: 10g | Kohlenhydrate: 30g | Protein: 10g | Zucker: 18g | Natrium: 200mg

69. Gefüllte Zimtäpfel mit Nüssen und Rosinen

Zubereitungszeit: 15 Minuten | **Kochzeit:** 25 Minuten | **Portionen:** 2

Schwierigkeiten: Mittel

Zutaten:

- 2 große Äpfel
- 50g gehackte Walnüsse
- 30g Rosinen
- 2 EL Ahornsirup
- 1 TL Zimt
- 1 EL Kokosöl, geschmolzen

Zubereitung:

1. Die Äpfel entkernen und aushöhlen, sodass ein Hohlraum entsteht.
2. In einer Schüssel Walnüsse, Rosinen, Ahornsirup, Zimt und geschmolzenes Kokosöl vermengen.
3. Die Mischung in die ausgehöhlten Äpfel füllen.
4. Die gefüllten Äpfel in die Heißluftfritteuse stellen und bei 180°C für 25 Minuten backen, bis die Äpfel weich und die Füllung leicht karamellisiert ist.
5. Die Äpfel etwas abkühlen lassen und warm servieren.

Nährwerte (pro Portion): Kalorien: 300 | Fett: 14g | Kohlenhydrate: 45g | Protein: 3g | Zucker: 35g | Natrium: 5mg

70. Schoko-Bananen-Frühlingsrollen

Zubereitungszeit: 20 Minuten | **Kochzeit:** 10 Minuten | **Portionen:** 2

Schwierigkeiten: Mittel

Zutaten:

- 2 reife Bananen
- 60g dunkle Schokolade, gehackt
- 2 Reispapierblätter
- 1 TL Kokosöl, geschmolzen

Zubereitung:
1. Bananen halbieren und jeweils in ein Reispapierblatt einwickeln.
2. Die gehackte Schokolade in die Bananen einwickeln und das Reispapier mit geschmolzenem Kokosöl bestreichen.
3. Die Frühlingsrollen in die Heißluftfritteuse legen und bei 180°C für 10 Minuten backen, bis das Reispapier knusprig ist.
4. Warm servieren.

Nährwerte (pro Portion): Kalorien: 220 | Fett: 10g | Kohlenhydrate: 34g | Protein: 2g | Zucker: 18g | Natrium: 10mg

71. Gebackene Vanillebirnen mit Mandeln und Ahornsirup

Zubereitungszeit: 15 Minuten | **Kochzeit:** 20 Minuten | **Portionen:** 2
Schwierigkeiten: Einfach

Zutaten:
- 2 Birnen, halbiert und entkernt
- 2 TL Vanilleextrakt
- 30g gehackte Mandeln
- 2 EL Ahornsirup
- 1 TL Zimt

Zubereitung:
1. Die Birnenhälften mit Vanilleextrakt bestreichen und mit Zimt bestäuben.
2. Die gehackten Mandeln über die Birnen streuen und mit Ahornsirup beträufeln.
3. Die Birnenhälften in die Heißluftfritteuse legen und bei 180°C für 20 Minuten backen, bis sie weich und goldbraun sind.
4. Warm servieren.

Nährwerte (pro Portion): Kalorien: 180 | Fett: 7g | Kohlenhydrate: 30g | Protein: 2g | Zucker: 24g | Natrium: 5mg

72. Blaubeer-Käsekuchen-Törtchen

Zubereitungszeit: 20 Minuten | **Kochzeit:** 15 Minuten | **Portionen:** 2
Schwierigkeiten: Mittel

Zutaten:

- 100g Magerquark
- 50g fettarmer Frischkäse
- 1 Ei
- 2 EL Honig
- 1 TL Vanilleextrakt
- 50g frische Blaubeeren
- 2 Vollkornkekse, zerbröselt

Zubereitung:

1. Quark, Frischkäse, Ei, Honig und Vanilleextrakt in einer Schüssel glatt rühren.
2. Die Keksbrösel in kleine Förmchen füllen und die Quarkmischung darüber gießen.
3. Mit Blaubeeren bestreuen.
4. Bei 180°C für 15 Minuten in der Heißluftfritteuse backen.
5. Abkühlen lassen und servieren.

Nährwerte (pro Portion): Kalorien: 210 | Fett: 6g | Kohlenhydrate: 26g | Protein: 10g | Zucker: 18g | Natrium: 150mg

73. Luftige Himbeer-Soufflés

Zubereitungszeit: 20 Minuten | **Kochzeit:** 12 Minuten | **Portionen:** 2
Schwierigkeiten: Mittel

Zutaten:

- 100g frische Himbeeren
- 2 Eiweiß
- 2 EL Zucker
- 1 TL Zitronensaft
- 1 TL Puderzucker zum Bestäuben

Zubereitung:

1. Himbeeren, Zucker und Zitronensaft in einem Mixer pürieren.
2. Eiweiß steif schlagen und vorsichtig unter das Himbeerpüree heben.
3. Die Mischung in Soufflé-Förmchen füllen.
4. Bei 180°C für 12 Minuten in der Heißluftfritteuse backen.
5. Mit Puderzucker bestäuben und sofort servieren.

Nährwerte (pro Portion): Kalorien: 120 | Fett: 0g | Kohlenhydrate: 24g | Protein: 5g | Zucker: 20g | Natrium: 10mg

74. Gebackene Pfirsich-Honig-Crumble

Zubereitungszeit: 20 Minuten | **Kochzeit:** 20 Minuten | **Portionen:** 2
Schwierigkeiten: Mittel

Zutaten:

- 2 reife Pfirsiche, gewürfelt
- 2 EL Honig
- 1 TL Zimt
- 50g Haferflocken
- 2 EL gehackte Mandeln
- 1 EL Kokosöl

Zubereitung:

1. Pfirsiche mit Honig und Zimt in einer kleinen Auflaufform vermischen.
2. Haferflocken, Mandeln und Kokosöl in einer Schüssel vermengen und über die Pfirsiche streuen.
3. Bei 180°C für 20 Minuten in der Heißluftfritteuse backen, bis der Crumble goldbraun ist.
4. Warm servieren.

Nährwerte (pro Portion): Kalorien: 220 | Fett: 8g | Kohlenhydrate: 34g | Protein: 4g | Zucker: 20g | Natrium: 5mg

75. Apfel-Zimt-Kekse

Zubereitungszeit: 15 Minuten | **Kochzeit:** 12 Minuten | **Portionen:** 2
Schwierigkeiten: Einfach

Zutaten:

- 1 Apfel, gerieben
- 100g Haferflocken
- 50g Dinkelmehl
- 2 EL Honig
- 1 Ei
- 1 TL Zimt
- 1 TL Backpulver
- 1 Prise Salz

Zubereitung:

1. Apfel, Haferflocken, Dinkelmehl, Honig, Ei, Zimt, Backpulver und Salz in einer Schüssel gut vermengen.
2. Kleine Kugeln aus dem Teig formen und auf ein Backpapier in der Heißluftfritteuse legen.
3. Bei 180°C für 12 Minuten backen, bis die Cookies goldbraun sind.
4. Abkühlen lassen und servieren.

Nährwerte (pro Portion): Kalorien: 180 | Fett: 4g | Kohlenhydrate: 30g | Protein: 4g | Zucker: 12g | Natrium: 70mg

76. Mandel-Vanille-Kekse

Zubereitungszeit: 20 Minuten | **Kochzeit:** 25 Minuten | **Portionen:** 2

Schwierigkeiten: Mittel

Zutaten:

- 100g Mandelmehl
- 50g Dinkelmehl
- 2 EL Honig
- 1 Ei
- 1 TL Vanilleextrakt
- 1 TL Backpulver
- 1 Prise Salz
- 50g gehackte Mandeln

Zubereitung:

1. Mandelmehl, Dinkelmehl, Honig, Ei, Vanilleextrakt, Backpulver und Salz in einer Schüssel glatt rühren.
2. Die gehackten Mandeln unter den Teig heben.
3. Den Teig in zwei lange, flache Stangen formen und auf ein Backpapier legen.
4. Bei 180°C für 20 Minuten backen.
5. Die Biscotti aus der Heißluftfritteuse nehmen und leicht abkühlen lassen, dann in Scheiben schneiden.
6. Die Scheiben zurück in die Heißluftfritteuse legen und weitere 5 Minuten bei 150°C backen, bis sie knusprig sind.

Nährwerte (pro Portion): Kalorien: 220 | Fett: 12g | Kohlenhydrate: 22g | Protein: 6g | Zucker: 10g | Natrium: 80mg

77. Schoko-Haselnuss-Kekse

Zubereitungszeit: 15 Minuten | **Kochzeit:** 12 Minuten | **Portionen:** 2
Schwierigkeiten: Einfach

Zutaten:

- 100g Haferflocken
- 50g Vollkornmehl
- 2 EL Kakaopulver
- 2 EL Honig
- 1 Ei
- 1 TL Backpulver
- 1 Prise Salz
- 50g gehackte Haselnüsse

Zubereitung:

1. Haferflocken, Vollkornmehl, Kakaopulver, Honig, Ei, Backpulver und Salz in einer Schüssel gut vermengen.
2. Die gehackten Haselnüsse unter den Teig heben.
3. Kleine Kugeln aus dem Teig formen und auf ein Backpapier in der Heißluftfritteuse legen.
4. Bei 180°C für 12 Minuten backen, bis die Kekse goldbraun sind.
5. Abkühlen lassen und servieren.

Nährwerte (pro Portion): Kalorien: 190 | Fett: 8g | Kohlenhydrate: 28g | Protein: 4g | Zucker: 12g | Natrium: 70mg

78. Zitronen-Mohn-Muffins

Zubereitungszeit: 20 Minuten | **Kochzeit:** 15 Minuten | **Portionen:** 2

Schwierigkeiten: Mittel

Zutaten:

- 100g Vollkornmehl
- 50g Mandelmehl
- 2 EL Honig
- 1 Ei
- Saft und Schale einer Zitrone
- 1 TL Mohn
- 1 TL Backpulver
- 1 TL Vanilleextrakt
- 1 Prise Salz

Zubereitung:

1. Vollkornmehl, Mandelmehl, Honig, Ei, Zitronensaft und -schale, Mohn, Backpulver, Vanilleextrakt und Salz in einer Schüssel glatt rühren.
2. Den Teig in Muffinförmchen füllen und in die Heißluftfritteuse stellen.
3. Bei 180°C für 15 Minuten backen, bis die Muffins goldbraun und durchgebacken sind.
4. Abkühlen lassen und servieren.

Nährwerte (pro Portion): Kalorien: 200 | Fett: 9g | Kohlenhydrate: 26g | Protein: 6g | Zucker: 12g | Natrium: 80mg

79. Dattel-Walnuss-Energiebalken

Zubereitungszeit: 20 Minuten | **Kochzeit:** 15 Minuten | **Portionen:** 2

Schwierigkeiten: Mittel

Zutaten:

- 100g Haferflocken
- 50g gehackte Datteln
- 50g gehackte Walnüsse
- 2 EL Honig
- 1 TL Vanilleextrakt

- 1 Prise Salz

Zubereitung:
1. Haferflocken, Datteln, Walnüsse, Honig, Vanilleextrakt und Salz in einer Schüssel gut vermengen.
2. Die Mischung in eine flache, gefettete Form drücken.
3. Die Form in die Heißluftfritteuse stellen und bei 180°C für 15 Minuten backen.
4. Abkühlen lassen und in Riegel schneiden.
5. Servieren oder im Kühlschrank aufbewahren.

Nährwerte (pro Portion): Kalorien: 230 | Fett: 10g | Kohlenhydrate: 32g | Protein: 4g | Zucker: 18g | Natrium: 60mg

80. Kokos-Mandel-Makronen

Zubereitungszeit: 15 Minuten | **Kochzeit:** 12 Minuten | **Portionen:** 2
Schwierigkeiten: Einfach
Zutaten:
- 100g Kokosraspeln
- 50g Mandelmehl
- 2 EL Honig
- 1 Eiweiß
- 1 TL Vanilleextrakt
- 1 Prise Salz

Zubereitung:
1. Kokosraspeln, Mandelmehl, Honig, Eiweiß, Vanilleextrakt und Salz in einer Schüssel gut vermengen.
2. Kleine Kugeln aus der Mischung formen und auf ein Backpapier in der Heißluftfritteuse legen.
3. Bei 180°C für 12 Minuten backen, bis die Makronen goldbraun sind.
4. Abkühlen lassen und servieren.

Nährwerte (pro Portion): Kalorien: 180 | Fett: 12g | Kohlenhydrate: 12g | Protein: 4g | Zucker: 10g | Natrium: 50mg

81. Erdnussbutter-Schoko-Kekse

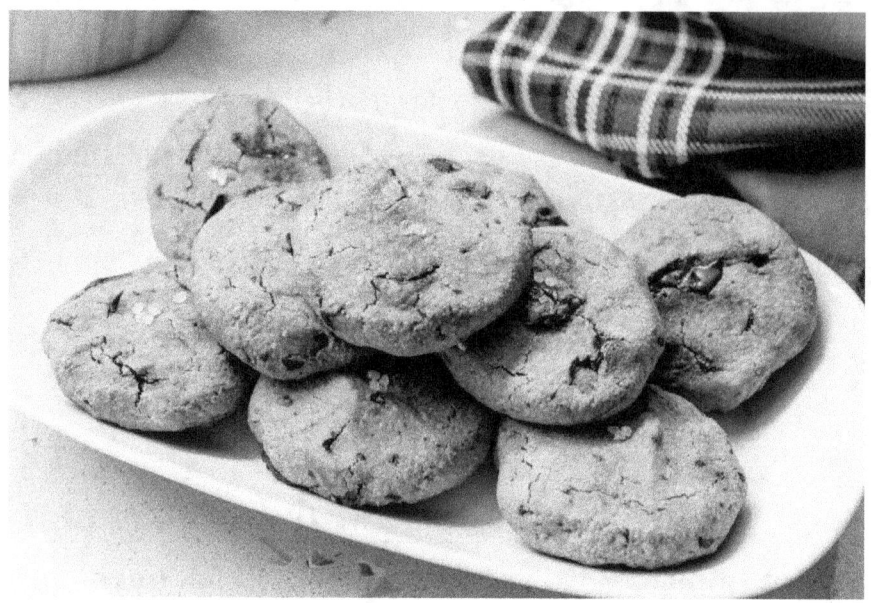

Zubereitungszeit: 15 Minuten | **Kochzeit:** 12 Minuten | **Portionen:** 2
Schwierigkeiten: Einfach

Zutaten:

- 100g Haferflocken
- 50g Vollkornmehl
- 2 EL Erdnussbutter
- 2 EL Honig
- 1 Ei
- 50g dunkle Schokolade, gehackt
- 1 TL Backpulver
- 1 Prise Salz

Zubereitung:

1. Haferflocken, Vollkornmehl, Erdnussbutter, Honig, Ei, gehackte Schokolade, Backpulver und Salz in einer Schüssel gut vermengen.
2. Kleine Kugeln aus dem Teig formen und auf ein Backpapier in der Heißluftfritteuse legen.
3. Bei 180°C für 12 Minuten backen, bis die Cookies goldbraun sind.
4. Abkühlen lassen und servieren.

Nährwerte (pro Portion): Kalorien: 220 | Fett: 10g | Kohlenhydrate: 28g | Protein: 5g | Zucker: 12g | Natrium: 70mg

82. Cranberry-Pistazien-Kekse

Zubereitungszeit: 20 Minuten | **Kochzeit:** 25 Minuten | **Portionen:** 2
Schwierigkeiten: Mittel

Zutaten:

- 100g Vollkornmehl
- 50g Mandelmehl
- 2 EL Honig
- 1 Ei
- 50g getrocknete Cranberries
- 50g gehackte Pistazien
- 1 TL Vanilleextrakt
- 1 TL Backpulver
- 1 Prise Salz

Zubereitung:

1. Vollkornmehl, Mandelmehl, Honig, Ei, Cranberries, Pistazien, Vanilleextrakt, Backpulver und Salz in einer Schüssel gut vermengen.
2. Den Teig in zwei lange, flache Stangen formen und auf ein Backpapier legen.
3. Bei 180°C für 20 Minuten backen.
4. Die Biscotti aus der Heißluftfritteuse nehmen und leicht abkühlen lassen, dann in Scheiben schneiden.
5. Die Scheiben zurück in die Heißluftfritteuse legen und weitere 5 Minuten bei 150°C backen, bis sie knusprig sind.
6. Abkühlen lassen und servieren.

Nährwerte (pro Portion): Kalorien: 240 | Fett: 10g | Kohlenhydrate: 30g | Protein: 6g | Zucker: 16g | Natrium: 80mg

Kapitel 6: Snacks und Häppchen

Schnelle Snacks für jede Gelegenheit

83. Gebackene Süßkartoffel-Chips

Zubereitungszeit: 10 Minuten | **Kochzeit:** 15 Minuten | **Portionen:** 2
Schwierigkeiten: Einfach
Zutaten:
- 2 mittelgroße Süßkartoffeln
- 1 EL Olivenöl
- 1 TL Paprikapulver
- 1 TL Knoblauchpulver
- Salz und Pfeffer nach Geschmack

Zubereitung:
1. Süßkartoffeln schälen und in dünne Scheiben schneiden.
2. Die Scheiben in einer Schüssel mit Olivenöl, Paprikapulver, Knoblauchpulver, Salz und Pfeffer vermengen.
3. Die gewürzten Süßkartoffelscheiben in die Heißluftfritteuse legen und bei 180°C für 15 Minuten backen, bis sie knusprig sind.
4. Abkühlen lassen und servieren.

Nährwerte (pro Portion): Kalorien: 150 | Fett: 7g | Kohlenhydrate: 20g | Protein: 2g | Zucker: 4g | Natrium: 150mg

84. Knusprige Kichererbsen

Zubereitungszeit: 5 Minuten | **Kochzeit:** 20 Minuten | **Portionen:** 2

Schwierigkeiten: Einfach

Zutaten:

- 1 Dose Kichererbsen, abgetropft und abgespült
- 1 EL Olivenöl
- 1 TL Kreuzkümmel
- 1 TL Paprikapulver
- Salz nach Geschmack

Zubereitung:

1. Kichererbsen in einer Schüssel mit Olivenöl, Kreuzkümmel, Paprikapulver und Salz vermengen.
2. Die gewürzten Kichererbsen in die Heißluftfritteuse geben und bei 200°C für 20 Minuten backen, dabei gelegentlich schütteln.
3. Abkühlen lassen und servieren.

Nährwerte (pro Portion): Kalorien: 180 | Fett: 8g | Kohlenhydrate: 20g | Protein: 6g | Zucker: 1g | Natrium: 200mg

85. Parmesan-Kräcker

Zubereitungszeit: 10 Minuten | **Kochzeit:** 12 Minuten | **Portionen:** 2

Schwierigkeiten: Einfach

Zutaten:

- 100g geriebener Parmesan
- 1 TL getrockneter Thymian
- 1 TL getrockneter Rosmarin
- 1 TL Knoblauchpulver

Zubereitung:

1. Parmesan mit Thymian, Rosmarin und Knoblauchpulver in einer Schüssel vermengen.
2. Kleine Häufchen der Mischung auf ein Backpapier setzen und leicht flach drücken.
3. Die Häufchen in die Heißluftfritteuse legen und bei 180°C für 12 Minuten backen, bis die Kräcker goldbraun sind.

4. Abkühlen lassen und servieren.

Nährwerte (pro Portion): Kalorien: 200 | Fett: 16g | Kohlenhydrate: 1g | Protein: 14g | Zucker: 0g | Natrium: 400mg

86. Gebackene Falafel-Bällchen

Zubereitungszeit: 15 Minuten | **Kochzeit:** 20 Minuten | **Portionen:** 2
Schwierigkeiten: Mittel

Zutaten:

- 200g Kichererbsen, abgetropft
- 1 kleine Zwiebel, gehackt
- 2 Knoblauchzehen, gehackt
- 1 TL Kreuzkümmel
- 1 TL Koriander
- 2 EL Mehl
- Salz und Pfeffer nach Geschmack
- 1 EL Olivenöl

Zubereitung:

1. Kichererbsen, Zwiebel, Knoblauch, Kreuzkümmel, Koriander, Mehl, Salz und Pfeffer in einem Mixer zu einer glatten Masse verarbeiten.
2. Aus der Mischung kleine Bällchen formen und mit Olivenöl bestreichen.
3. Die Bällchen in die Heißluftfritteuse legen und bei 180°C für 20 Minuten backen, dabei gelegentlich wenden.
4. Warm servieren.

Nährwerte (pro Portion): Kalorien: 250 | Fett: 10g | Kohlenhydrate: 32g | Protein: 8g | Zucker: 2g | Natrium: 300mg

87. Gemüse-Sticks mit Joghurtdip

Zubereitungszeit: 10 Minuten | **Kochzeit:** 15 Minuten | **Portionen:** 2

Schwierigkeiten: Einfach

Zutaten:

- 1 Karotte
- 1 Gurke
- 1 rote Paprika
- 100g griechischer Joghurt
- 1 TL Zitronensaft
- 1 TL Dill
- Salz und Pfeffer nach Geschmack

Zubereitung:

1. Karotte, Gurke und Paprika in Sticks schneiden.
2. Den griechischen Joghurt mit Zitronensaft, Dill, Salz und Pfeffer verrühren.
3. Die Gemüse-Sticks in die Heißluftfritteuse legen und bei 180°C für 15 Minuten backen.
4. Mit dem Joghurtdip servieren.

Nährwerte (pro Portion): Kalorien: 100 | Fett: 3g | Kohlenhydrate: 15g | Protein: 4g | Zucker: 6g | Natrium: 100mg

88. Auberginen-Chips

Zubereitungszeit: 10 Minuten | **Kochzeit:** 20 Minuten | **Portionen:** 2

Schwierigkeiten: Einfach

Zutaten:

- 1 große Aubergine
- 1 EL Olivenöl
- 1 TL Paprikapulver
- 1 TL Knoblauchpulver
- Salz und Pfeffer nach Geschmack

Zubereitung:
1. Aubergine in dünne Scheiben schneiden.
2. Die Scheiben in einer Schüssel mit Olivenöl, Paprikapulver, Knoblauchpulver, Salz und Pfeffer vermengen.
3. Die gewürzten Auberginenscheiben in die Heißluftfritteuse legen und bei 180°C für 20 Minuten backen, bis sie knusprig sind.
4. Abkühlen lassen und servieren.

Nährwerte (pro Portion): Kalorien: 90 | Fett: 5g | Kohlenhydrate: 10g | Protein: 1g | Zucker: 4g | Natrium: 150mg

89. Brokkoli-Tater Tots

Zubereitungszeit: 15 Minuten | **Kochzeit:** 15 Minuten | **Portionen:** 2
Schwierigkeiten: Mittel

Zutaten:
- 200g Brokkoli, gedämpft und gehackt
- 1 Ei
- 50g geriebener Parmesan
- 2 EL Paniermehl
- 1 TL Knoblauchpulver
- Salz und Pfeffer nach Geschmack

Zubereitung:
1. Brokkoli, Ei, Parmesan, Paniermehl, Knoblauchpulver, Salz und Pfeffer in einer Schüssel vermengen.
2. Kleine Tater Tots aus der Mischung formen und auf ein Backpapier in der Heißluftfritteuse legen.
3. Bei 180°C für 15 Minuten backen, bis sie goldbraun sind.
4. Abkühlen lassen und servieren.

Nährwerte (pro Portion): Kalorien: 150 | Fett: 7g | Kohlenhydrate: 10g | Protein: 10g | Zucker: 2g | Natrium: 200mg

Gesunde Optionen für die Freizeit

90. Blumenkohl-Büffel-Flügel

Zubereitungszeit: 15 Minuten | **Kochzeit:** 25 Minuten | **Portionen:** 2
Schwierigkeiten: Mittel

Zutaten:

- 1 kleiner Blumenkohl, in Röschen geteilt
- 2 EL Olivenöl
- 50g Vollkornmehl
- 1 TL Paprikapulver
- 1 TL Knoblauchpulver
- 1 TL Zwiebelpulver
- 1 TL Salz
- 1 TL Pfeffer
- 100ml Büffelsoße

Zubereitung:

1. Blumenkohlröschen in einer Schüssel mit Olivenöl, Vollkornmehl, Paprikapulver, Knoblauchpulver, Zwiebelpulver, Salz und Pfeffer vermengen.
2. Die gewürzten Blumenkohlröschen in die Heißluftfritteuse legen und bei 180°C für 20 Minuten backen, dabei gelegentlich wenden.
3. Die gebackenen Blumenkohlröschen in einer Schüssel mit der Büffelsoße vermengen und weitere 5 Minuten bei 180°C in der Heißluftfritteuse backen.
4. Warm servieren.

Nährwerte (pro Portion): Kalorien: 180 | Fett: 8g | Kohlenhydrate: 22g | Protein: 5g | Zucker: 5g | Natrium: 600mg

91. Gebackene Avocado-Pommes

Zubereitungszeit: 10 Minuten | **Kochzeit:** 12 Minuten | **Portionen:** 2

Schwierigkeiten: Einfach

Zutaten:

- 2 reife Avocados
- 50g Paniermehl
- 2 EL Olivenöl
- 1 TL Paprikapulver
- 1 TL Knoblauchpulver
- Salz und Pfeffer nach Geschmack

Zubereitung:

1. Avocados schälen, entkernen und in dicke Streifen schneiden.
2. Die Avocadostreifen in einer Schüssel mit Olivenöl, Paniermehl, Paprikapulver, Knoblauchpulver, Salz und Pfeffer vermengen.
3. Die gewürzten Avocadostreifen in die Heißluftfritteuse legen und bei 200°C für 12 Minuten backen, bis sie knusprig sind.
4. Abkühlen lassen und servieren.

Nährwerte (pro Portion): Kalorien: 250 | Fett: 20g | Kohlenhydrate: 20g | Protein: 3g | Zucker: 1g | Natrium: 150mg

92. Karotten-Fries mit Joghurt-Dip

Zubereitungszeit: 10 Minuten | **Kochzeit:** 15 Minuten | **Portionen:** 2

Schwierigkeiten: Einfach

Zutaten:

- 4 große Karotten
- 2 EL Olivenöl
- 1 TL Kreuzkümmel
- 1 TL Paprikapulver
- Salz und Pfeffer nach Geschmack
- 100g griechischer Joghurt
- 1 TL Zitronensaft

- 1 TL frische Minze, gehackt

Zubereitung:
1. Karotten schälen und in dünne Streifen schneiden.
2. Die Karottenstreifen in einer Schüssel mit Olivenöl, Kreuzkümmel, Paprikapulver, Salz und Pfeffer vermengen.
3. Die gewürzten Karottenstreifen in die Heißluftfritteuse legen und bei 180°C für 15 Minuten backen, bis sie knusprig sind.
4. Für den Dip den Joghurt mit Zitronensaft und gehackter Minze vermengen.
5. Die Karotten-Fries mit dem Joghurt-Dip servieren.

Nährwerte (pro Portion): Kalorien: 140 | Fett: 7g | Kohlenhydrate: 18g | Protein: 3g | Zucker: 8g | Natrium: 200mg

93. Süßkartoffel-Käse-Häppchen

Zubereitungszeit: 15 Minuten | **Kochzeit:** 20 Minuten | **Portionen:** 2
Schwierigkeiten: Mittel
Zutaten:
- 2 mittelgroße Süßkartoffeln
- 50g geriebener Cheddar-Käse
- 1 EL Olivenöl
- 1 TL Paprikapulver
- 1 TL Knoblauchpulver
- Salz und Pfeffer nach Geschmack
- Frische Petersilie zum Garnieren

Zubereitung:
1. Süßkartoffeln schälen und in dicke Scheiben schneiden.
2. Die Süßkartoffelscheiben in einer Schüssel mit Olivenöl, Paprikapulver, Knoblauchpulver, Salz und Pfeffer vermengen.
3. Die gewürzten Süßkartoffelscheiben in die Heißluftfritteuse legen und bei 180°C für 15 Minuten backen.
4. Die Süßkartoffelscheiben aus der Heißluftfritteuse nehmen, mit Cheddar-Käse bestreuen und weitere 5 Minuten bei 180°C backen, bis der Käse geschmolzen ist.
5. Mit frischer Petersilie garnieren und servieren.

Nährwerte (pro Portion): Kalorien: 210 | Fett: 10g | Kohlenhydrate: 28g | Protein: 5g | Zucker: 6g | Natrium: 250mg

94. Quinoa-Zucchini-Bällchen

Zubereitungszeit: 15 Minuten | **Kochzeit:** 20 Minuten | **Portionen:** 2

Schwierigkeiten: Mittel

Zutaten:

- 100g gekochte Quinoa
- 1 kleine Zucchini, gerieben
- 50g geriebener Parmesan
- 1 Ei
- 2 EL Haferflocken
- 1 TL Knoblauchpulver
- Salz und Pfeffer nach Geschmack

Zubereitung:

1. Gekochte Quinoa, geriebene Zucchini, Parmesan, Ei, Haferflocken, Knoblauchpulver, Salz und Pfeffer in einer Schüssel vermengen.
2. Kleine Bällchen aus der Mischung formen und auf ein Backpapier in der Heißluftfritteuse legen.
3. Bei 180°C für 20 Minuten backen, bis sie goldbraun sind.
4. Abkühlen lassen und servieren.

Nährwerte (pro Portion): Kalorien: 200 | Fett: 8g | Kohlenhydrate: 22g | Protein: 10g | Zucker: 2g | Natrium: 200mg

95. Paprika-Hummus-Bällchen

Zubereitungszeit: 15 Minuten | **Kochzeit:** 15 Minuten | **Portionen:** 2
Schwierigkeiten: Mittel

Zutaten:

- 200g Kichererbsen, abgetropft
- 1 kleine rote Paprika, fein gehackt
- 1 EL Tahini
- 1 Knoblauchzehe, gehackt
- 1 TL Zitronensaft
- 1 TL Paprikapulver
- Salz und Pfeffer nach Geschmack
- 2 EL Haferflocken

Zubereitung:

1. Kichererbsen, gehackte Paprika, Tahini, Knoblauch, Zitronensaft, Paprikapulver, Salz und Pfeffer in einem Mixer zu einer glatten Masse verarbeiten.
2. Haferflocken unter die Masse mischen.
3. Kleine Bällchen aus der Mischung formen und auf ein Backpapier in der Heißluftfritteuse legen.
4. Bei 180°C für 15 Minuten backen, bis sie goldbraun sind.
5. Abkühlen lassen und servieren.

Nährwerte (pro Portion): Kalorien: 190 | Fett: 6g | Kohlenhydrate: 26g | Protein: 6g | Zucker: 3g | Natrium: 250mg

96. Kohlrabi-Pommes

Zubereitungszeit: 10 Minuten | **Kochzeit:** 20 Minuten | **Portionen:** 2

Schwierigkeiten: Einfach

Zutaten:

- 1 großer Kohlrabi
- 2 EL Olivenöl
- 1 TL Paprikapulver
- 1 TL Knoblauchpulver
- Salz und Pfeffer nach Geschmack

Zubereitung:

1. Kohlrabi schälen und in dünne Streifen schneiden.
2. Die Kohlrabistreifen in einer Schüssel mit Olivenöl, Paprikapulver, Knoblauchpulver, Salz und Pfeffer vermengen.
3. Die gewürzten Kohlrabistreifen in die Heißluftfritteuse legen und bei 180°C für 20 Minuten backen, bis sie knusprig sind.
4. Abkühlen lassen und servieren.

Nährwerte (pro Portion): Kalorien: 110 | Fett: 7g | Kohlenhydrate: 10g | Protein: 2g | Zucker: 3g | Natrium: 150mg

97. Spinat-Feta-Taschen

Zubereitungszeit: 20 Minuten | **Kochzeit:** 15 Minuten | **Portionen:** 2

Schwierigkeiten: Mittel

Zutaten:

- 1 Packung Filoteig
- 100g frischer Spinat
- 50g Feta-Käse
- 1 Ei
- 1 Knoblauchzehe, gehackt
- Salz und Pfeffer nach Geschmack
- 1 TL Olivenöl

Zubereitung:

1. Den Spinat in einer Pfanne mit Olivenöl kurz andünsten, bis er zusammenfällt.
2. Den Spinat abkühlen lassen und dann mit Feta, Ei, Knoblauch, Salz und Pfeffer vermengen.
3. Den Filoteig in Quadrate schneiden, die Spinat-Feta-Mischung darauf verteilen und zu kleinen Taschen falten.
4. Die Taschen mit Olivenöl bestreichen und in die Heißluftfritteuse legen.
5. Bei 180°C für 15 Minuten backen, bis sie goldbraun sind.
6. Abkühlen lassen und servieren.

Nährwerte (pro Portion): Kalorien: 210 | Fett: 10g | Kohlenhydrate: 22g | Protein: 8g | Zucker: 2g | Natrium: 250mg

98. Rote-Bete-Chips

Zubereitungszeit: 10 Minuten | **Kochzeit:** 20 Minuten | **Portionen:** 2
Schwierigkeiten: Einfach

Zutaten:

- 2 mittelgroße Rote Beten
- 1 EL Olivenöl
- 1 TL Meersalz
- 1 TL Rosmarin

Zubereitung:

1. Rote Beten schälen und in dünne Scheiben schneiden.
2. Die Rote-Bete-Scheiben in einer Schüssel mit Olivenöl, Meersalz und Rosmarin vermengen.
3. Die gewürzten Rote-Bete-Scheiben in die Heißluftfritteuse legen und bei 180°C für 20 Minuten backen, bis sie knusprig sind.
4. Abkühlen lassen und servieren.

Nährwerte (pro Portion): Kalorien: 90 | Fett: 5g | Kohlenhydrate: 10g | Protein: 2g | Zucker: 5g | Natrium: 200mg

99. Gefüllte Paprika-Hälften

Zubereitungszeit: 15 Minuten | **Kochzeit:** 20 Minuten | **Portionen:** 2

Schwierigkeiten: Mittel

Zutaten:

- 2 große Paprika, halbiert und entkernt
- 100g Quinoa, gekocht
- 50g schwarze Bohnen, abgetropft
- 50g Mais
- 1 TL Kreuzkümmel
- 1 TL Paprikapulver
- 1 TL Knoblauchpulver
- Salz und Pfeffer nach Geschmack
- 2 EL geriebener Cheddar

Zubereitung:

1. Quinoa, schwarze Bohnen, Mais, Kreuzkümmel, Paprikapulver, Knoblauchpulver, Salz und Pfeffer in einer Schüssel vermengen.
2. Die Mischung in die Paprikahälften füllen.
3. Die gefüllten Paprikahälften in die Heißluftfritteuse legen und bei 180°C für 15 Minuten backen.
4. Die Paprikahälften aus der Heißluftfritteuse nehmen, mit geriebenem Cheddar bestreuen und weitere 5 Minuten backen, bis der Käse geschmolzen ist.
5. Abkühlen lassen und servieren.

Nährwerte (pro Portion): Kalorien: 220 | Fett: 8g | Kohlenhydrate: 30g | Protein: 8g | Zucker: 6g | Natrium: 300mg

100. Kürbis-Falafel-Bällchen

Zubereitungszeit: 20 Minuten | **Kochzeit:** 15 Minuten | **Portionen:** 2
Schwierigkeiten: Mittel

Zutaten:

- 200g gekochter Kürbis, püriert
- 100g Kichererbsen, abgetropft
- 1 kleine Zwiebel, gehackt
- 2 Knoblauchzehen, gehackt
- 2 EL Haferflocken
- 1 TL Kreuzkümmel
- 1 TL Koriander
- Salz und Pfeffer nach Geschmack
- 1 EL Olivenöl

Zubereitung:

1. Kichererbsen, Zwiebel, Knoblauch, Haferflocken, Kreuzkümmel, Koriander, Salz und Pfeffer in einem Mixer zu einer glatten Masse verarbeiten.
2. Den pürierten Kürbis unter die Mischung heben.
3. Kleine Bällchen aus der Masse formen und mit Olivenöl bestreichen.
4. Die Bällchen in die Heißluftfritteuse legen und bei 180°C für 15 Minuten backen, dabei gelegentlich wenden.
5. Warm servieren.

Nährwerte (pro Portion): Kalorien: 180 | Fett: 8g | Kohlenhydrate: 24g | Protein: 5g | Zucker: 4g | Natrium: 250mg

101. Rote-Linsen-Chips

Zubereitungszeit: 10 Minuten | **Kochzeit:** 20 Minuten | **Portionen:** 2

Schwierigkeiten: Einfach

Zutaten:

- 100g rote Linsen, gekocht und püriert
- 1 TL Knoblauchpulver
- 1 TL Paprikapulver
- 1 EL Olivenöl
- Salz und Pfeffer nach Geschmack

Zubereitung:

1. Gekochte Linsen mit Knoblauchpulver, Paprikapulver, Olivenöl, Salz und Pfeffer in einer Schüssel gut vermengen.
2. Die Mischung in dünnen Schichten auf ein Backpapier streichen.
3. Die Linsenmasse in die Heißluftfritteuse legen und bei 180°C für 20 Minuten backen, bis sie knusprig ist.
4. In Chips brechen und servieren.

Nährwerte (pro Portion): Kalorien: 150 | Fett: 7g | Kohlenhydrate: 16g | Protein: 6g | Zucker: 1g | Natrium: 200mg

102. Tomaten-Basilikum-Bruschetta

Zubereitungszeit: 15 Minuten | **Kochzeit:** 10 Minuten | **Portionen:** 2

Schwierigkeiten: Einfach

Zutaten:

- 4 Scheiben Vollkornbaguette
- 2 große Tomaten, gewürfelt
- 2 EL frischer Basilikum, gehackt
- 1 Knoblauchzehe, gehackt
- 1 EL Olivenöl
- Salz und Pfeffer nach Geschmack
- 50g geriebener Parmesan

Zubereitung:

1. Tomaten, Basilikum, Knoblauch, Olivenöl, Salz und Pfeffer in einer Schüssel vermengen.
2. Die Baguettescheiben in die Heißluftfritteuse legen und bei 180°C für 5 Minuten rösten.
3. Die Tomatenmischung auf die gerösteten Baguettescheiben verteilen und mit Parmesan bestreuen.
4. Die Bruschetta in die Heißluftfritteuse zurücklegen und bei 180°C für weitere 5 Minuten backen, bis der Parmesan geschmolzen ist.
5. Warm servieren.

Nährwerte (pro Portion): Kalorien: 200 | Fett: 9g | Kohlenhydrate: 20g | Protein: 6g | Zucker: 4g | Natrium: 250mg

103. Spinat-Käse-Taschen

Zubereitungszeit: 20 Minuten | **Kochzeit:** 15 Minuten | **Portionen:** 2
Schwierigkeiten: Mittel

Zutaten:
- 1 Packung Vollkorn-Teigblätter
- 100g frischer Spinat, gehackt
- 50g Ricotta
- 50g geriebener Mozzarella
- 1 Ei
- 1 Knoblauchzehe, gehackt
- Salz und Pfeffer nach Geschmack
- 1 TL Olivenöl

Zubereitung:

1. Den Spinat in einer Pfanne mit Olivenöl kurz andünsten, bis er zusammenfällt.
2. Den Spinat abkühlen lassen und dann mit Ricotta, Mozzarella, Ei, Knoblauch, Salz und Pfeffer vermengen.
3. Den Vollkorn-Teig in Quadrate schneiden, die Spinat-Käse-Mischung darauf verteilen und zu kleinen Taschen falten.
4. Die Taschen mit etwas Olivenöl bestreichen und in die Heißluftfritteuse legen.
5. Bei 180°C für 15 Minuten backen, bis sie goldbraun sind.

6. Abkühlen lassen und servieren.

Nährwerte (pro Portion): Kalorien: 220 | Fett: 12g | Kohlenhydrate: 18g | Protein: 10g | Zucker: 2g | Natrium: 300mg

104. Knusprige Kichererbsen-Bällchen mit Kräutern

Zubereitungszeit: 15 Minuten | **Kochzeit:** 20 Minuten | **Portionen:** 2
Schwierigkeiten: Mittel

Zutaten:

- 200g Kichererbsen, abgetropft
- 1 kleine Zwiebel, gehackt
- 2 Knoblauchzehen, gehackt
- 2 EL gehackte Petersilie
- 1 EL gehackter Koriander
- 1 TL Kreuzkümmel
- 1 TL Paprikapulver
- 2 EL Vollkornmehl
- Salz und Pfeffer nach Geschmack
- 1 EL Olivenöl

Zubereitung:

1. Kichererbsen, Zwiebel, Knoblauch, Petersilie, Koriander, Kreuzkümmel, Paprikapulver, Vollkornmehl, Salz und Pfeffer in einem Mixer zu einer glatten Masse verarbeiten.
2. Kleine Bällchen aus der Mischung formen und mit Olivenöl bestreichen.
3. Die Bällchen in die Heißluftfritteuse legen und bei 180°C für 20 Minuten backen, dabei gelegentlich wenden.
4. Warm servieren.

Nährwerte (pro Portion): Kalorien: 190 | Fett: 7g | Kohlenhydrate: 24g | Protein: 6g | Zucker: 2g | Natrium: 250mg

105. Gefüllte Mini-Paprikas

Zubereitungszeit: 15 Minuten | **Kochzeit:** 10 Minuten | **Portionen:** 2
Schwierigkeiten: Einfach

Zutaten:

- 8 Mini-Paprikas
- 100g Frischkäse
- 50g geriebener Cheddar
- 1 Knoblauchzehe, gehackt
- 1 TL gehackte Petersilie
- Salz und Pfeffer nach Geschmack

Zubereitung:

1. Die Mini-Paprikas entkernen und halbieren.
2. Frischkäse, Cheddar, Knoblauch, Petersilie, Salz und Pfeffer in einer Schüssel gut vermengen.
3. Die Frischkäsemischung in die Mini-Paprikas füllen.
4. Die gefüllten Mini-Paprikas in die Heißluftfritteuse legen und bei 180°C für 10 Minuten backen, bis der Käse geschmolzen und leicht gebräunt ist.
5. Abkühlen lassen und servieren.

Nährwerte (pro Portion): Kalorien: 180 | Fett: 12g | Kohlenhydrate: 8g | Protein: 8g | Zucker: 4g | Natrium: 200mg

HOLEN SIE SICH IHRE INKLUSIVEN BONUS

Besser halten, besser essen: Ein praktischer Leitfaden für Ihre Fritteuse

Scannen Sie den QR-CODE unten für den LEBENSLANGEN ZUGRIFF (einschließlich Download-Möglichkeit) auf den kostenlosen BONUS:

ODER KLICKEN SIE AUF DEN UNTENSTEHENDEN LINK:

https://drive.google.com/drive/folders/1So9OtHi8VoJkVWaW5mqd9WVQWCBmQ6VC?usp=sharing

Bitte beachten Sie, dass die Nutzung des QR-Codes KEINE Kreditkarte erfordert.

Alles ist völlig kostenlos. Falls Sie aufgefordert werden, eine Kreditkarte zu verwenden, versuchen Sie bitte ein anderes QR-Code-Lese-Tool, da möglicherweise eine Werbung in Ihrer aktuellen App erscheint.

Falls Sie auf Probleme stoßen, können Sie mich gerne kontaktieren unter:

elisacooper1969@gmail.com

WARTEN SIE... Es gibt noch mehr... Ich habe 2 weitere exklusive geheime GESCHENKE nur für Sie! Sind Sie neugierig und möchten mehr erfahren?

Senden Sie mir eine E-Mail an: **elisacooper1969@gmail.com** mit dem Betreff: „Wie kann ich meine geheimen Boni des Heißluftfritteusen-Rezeptbuchs erhalten?" Ich melde mich innerhalb weniger Stunden bei Ihnen.

www.ingramcontent.com/pod-product-compliance
Lightning Source LLC
Chambersburg PA
CBHW062315220526
45479CB00004B/1176